Cómo adelgazar comiendo

Descubre cómo bajar de peso
sin dejar de comer

*Lo que la industria alimenticia no quiere que sepas y las
verdaderas razones por las que no estás perdiendo peso*

*Mantente en forma y saludable
Sin dietas restrictivas
Sin pasar hambre
¡Y 100% natural!*

Dr. Jacob T. Morgan

Copyright © 2015 Dr. Jacob T. Morgan

Copyright © 2015 Editorial Imagen.
Córdoba, Argentina

Editorialimagen.com
All rights reserved.

Edición Corregida y Revisada, Octubre 2015

Todos los derechos reservados. Ninguna parte de este libro puede ser reproducida por cualquier medio (incluido electrónico, mecánico u otro, como ser fotocopia, grabación o cualquier sistema de almacenamiento o reproducción de información) sin el permiso escrito del autor, a excepción de porciones breves citadas con fines de revisión.

CATEGORÍA: Salud y Bienestar

Impreso en los Estados Unidos de América

ISBN-13:
ISBN-10:

ÍNDICE

Introducción 3
1 Datos breves acerca de la dieta y la pérdida de peso 7
    La obesidad 7
    Las dietas 10
    Lo que la industria alimenticia no quiere que sepas 18
    Las verdaderas razones por las que no estás perdiendo peso 20
2 Cómo funcionan las dietas 23
    Regla de oro 29
    Preparación 32
3 Los Alimentos 37
    El hábito de comer 37
    Alimentos que hay que evitar 40
    Alimentos que puedes comer 42
4 Diario de alimentos 49
5 La verdad sobre el ejercicio 53
6 Tres métodos efectivos para adelgazar 61
    Comprométete con la dieta 67
    Evalúa tu dieta y realiza los cambios necesarios 69
    Consejos prácticos para conseguir alimentos sanos 72
7 ¿Comer todo lo que quieras? 75
    Buenos nutrientes, malos nutrientes 76
    Dar el primer paso 80

8 Recetas para bajar de peso 91

Sopa de tomate y espinaca 91
Sopa de coliflor 92
Sopa de brócoli 93
Sopa de tomate y zanahorias 94
Sopa de peras con calabaza 96
Ensalada de pepinos y melón 97
Ensalada de atún 97
Salmón a la barbacoa con mayonesa de hierbas 98
Hamburguesa de salmón 99
Filete de atún con albaricoque 100
Pasta de ratatouille de vegetales 102
Pollo a la mostaza 103
Estofado de res al vino tinto 103
Salteado de pollo y vegetales 105
Orzo con pollo y tomates deshidratados 106
Pescado rostizado con bananos y naranjas 108
Pollo relleno de queso gorgonzola y ciruelas 109
Tiramisú bebé 110
Omelet de vegetales con especias 111

Conclusión 113
Libro Gratis 115
Más libros de interés 119

"Su cuerpo es una carga que usted deberá llevar a lo largo de toda su vida. Mientras más exceso tenga esta carga, más corto será su viaje."
Arnold Glasgow (1905 - 1998).
Empresario norteamericano y humorista

Introducción

En este libro descubrirás cómo adoptar un estilo de vida saludable para que puedas recobrar y mantener tu peso corporal. Descubrirás por qué la mayoría de las dietas modernas no funcionan y por qué morirse de hambre para bajar de peso es innecesario e incluso peligroso.

Aprenderás cómo perder peso sin estar preocupándote por contar calorías, algo muy común en la mayoría de las dietas para bajar de peso. Las dietas bajas en calorías tal vez produzcan resultados demasiado rápidos, pero es un hecho bien conocido que plantean dificultades especiales a la hora de mantener la dieta, y cuando uno la finaliza, generalmente producen el tan temido efecto rebote.

A medida que leas, obtendrás una mayor comprensión de las necesidades de tu cuerpo y cómo este conocimiento puede ayudarte a darle seguimiento a cualquier dieta que decidas comenzar con el fin de adelgazar y mantener un peso saludable.

La pérdida de peso debe producir una persona más saludable, no sólo alguien más delgado. Hay una variedad de métodos que tratan de hacer creer que puedes resolver tus problemas de peso fácil y rápidamente. Hoy en día existen píldoras supuestamente "milagrosas" y dietas que reducen drásticamente tu consumo de calorías (disminuyendo peligrosamente tus niveles de consumo de alimentos en general) que prometen pérdida de peso en cuestión de días, pero que al final te dejan pasando tremendos dolores de hambre y con efectos secundarios muy peligrosos.

A continuación veremos brevemente algunos datos relevantes y actuales sobre la epidemia de obesidad mundial y luego información rápida y concisa acerca de las dietas y la pérdida de peso. También analizaremos lo que la industria alimenticia no quiere que sepas y las verdaderas razones por las que no estás perdiendo peso. Marta se animó a compartir su historia y relata cómo llegó a pesar 104 kilos. Su peso actual es de 72 kilogramos. ¿Cómo lo consiguió? Ella nos lo cuenta al final del primer capítulo.

En el capítulo 2 examinaremos más detenidamente cómo funcionan la mayoría de las dietas del momento y conocerás la historia de Luciana, una madre de 25 años que estuvo batallando con sobrepeso durante toda su vida y que logró recuperar su salud de una vez por todas.

En el capítulo 3 analizaremos no sólo los alimentos en general, sino también el hábito de comer. Examinaremos los alimentos que hay que evitar como así también los que puedes comer. En los capítulos siguientes veremos la importancia de tener un diario de alimentos consumidos durante la semana, la verdad sobre el ejercicio y consejos prácticos para conseguir alimentos sanos.

Conocerás varias personas que pasaron por lo que tú estás pasando ahora, y conocerás cómo lograron el objetivo de adelgazar sin morirse de hambre en el intento.

En el último capítulo del libro encontrarás varias recetas saludables que te ayudarán si de verdad deseas bajar de peso. Encontrarás una variedad de sopas, ensaladas, platos principales, cenas livianas y postres.

Al finalizar también he incluido un libro que puedes descargar directamente a tu equipo, el cual contiene más de 50 recetas caseras que se adaptan a este estilo de vida saludable.

Espero de todo corazón que este libro no sea tan sólo información, sino que pueda cambiar tu vida, mejorar tu nutrición diaria y optimizar todo tu sistema de salud.

1
Datos breves acerca de la dieta y la pérdida de peso

La obesidad

La obesidad es hoy en día una enfermedad que está avanzando a pasos agigantados. Se puede decir que alrededor de dos terceras partes de los estadounidenses tienen sobrepeso y esto de alguna manera lleva a pensar que la obesidad es la norma. Tampoco ayuda el estilo de vida moderno, apoyado fuertemente en la tecnología, ya que ésta hace que cada vez más cosas sean automatizadas, lo que te dejan menos trabajo por hacer. Existen varias señales para que determines si estás o no con sobrepeso. Notas el bulto de grasa alrededor de tu cuerpo. Tienes problemas para respirar, no puedes correr por más de diez segundos sin quedarte sin aliento, no puedes abrir la tapa de la salsa de tomate porque está muy dura pero tu hermana menor sí la puede abrir fácilmente, te cansas muy rápido y una simple caminata te deja de cama.

Otro método es el Índice de Masa Corporal. Este se puede calcular dividiendo la altura por el peso, sin embargo, este método no es confiable por sí mismo, porque puede ser erróneo para algunas personas. Otro método científico para saber si estás gordo o no es medirte la cintura. Te mides la cintura y después la comparas con el ancho de tus hombros. Entre más ancha sea tu cintura más obeso estás. No es problema si estás un poco pasado de peso. Si tu cintura es más ancha pero haces ejercicio, te alimentas adecuadamente y llevas un estilo de vida saludable, entonces no necesitas ponerte a dieta.

Este libro es tanto para aquellas personas que saben que no pueden usar nada que sea más pequeño que una talla XL como para aquellos que desean controlar y mantener un peso corporal saludable. En el caso de aquellas personas con mucho sobrepeso, además de los problemas con la ropa, también tienen que preocuparse por problemas de salud tales como:

* La enfermedad de Blount, donde la persona aumenta mucho de peso y esto hace que se deformen los huesos inferiores de las piernas.
* La artritis es un problema en las articulaciones de los huesos, las cuales se esfuerzan más de la cuenta, lo que causa su desgaste.
* La apnea del sueño también es un problema serio para las personas obesas. Este es un problema en el cual las personas algunas veces dejan de respirar, por lo tanto interrumpen su sueño y no descansan lo suficiente. Esto también puede causar problemas cardíacos.
* La presión arterial alta también es otro de los problemas comunes a los cuales se exponen las personas obesas. El corazón necesita realizar un esfuerzo mayor para bombear la sangre, lo que provoca que aumente la presión en las arterias. Si se padece de esta afección por un largo periodo de tiempo esto provocará que el corazón y las arterias se desgasten.
* La depresión es uno de los problemas mentales más comunes que padecen las personas obesas. Debido a su gran tamaño físico, frecuentemente son el blanco para la intimidación, los chistes y las críticas. Esto provoca que tengan severos problemas de autoestima.
* Cuando hay demasiada grasa en el cuerpo es más difícil para la insulina llevarle glucosa a las células. Por lo tanto se necesita más insulina para mantener

un nivel normal de azúcar en la sangre. Si hay mucha resistencia a la insulina, el problema puede derivar en diabetes.

* Si hay demasiada grasa en el hígado, este puede sufrir de adherencias, inflamación o incluso puede haber un daño permanente en el hígado.

* Las mujeres obesas pueden padecer del síndrome de ovarios poliquísticos, en el cual su periodo menstrual es irregular o incluso pueden no tenerlo del todo. Esto puede provocar un exceso de testosterona, el cual causa acné, crecimiento excesivo del vello o incluso calvicie. La testosterona también puede interferir con el proceso de la ovulación y causar infertilidad.

Si te fijas en todos los problemas de salud que están relacionados con comer en exceso y con la falta de ejercicio, no deberías de sorprenderte de que la mayoría de las personas obesas no vivan más allá de los sesenta años. Cuando estas personas empiezan a sufrir alguno de los síntomas mencionados anteriormente, se dan cuenta que tienen la necesidad de hacer dieta, por lo que prontamente se deciden a hacer algo antes de que sea demasiado tarde para ellos.

Las dietas

Si una dieta en particular no funciona es porque lo que

provoca es que pases hambre. Lo único que hace esto es que después de unos pocos minutos tengas aún más ganas de comer, haciendo que pierdas tu fuerza de voluntad y que comas más de lo que debes. Es como si perdieras el control emocional y físicamente.

Marta nos comparte su historia. Ella es una hermosa mujer de 1,70 cm de altura, que llegó a pesar 104 kilos. Su peso actual es de 72 kilogramos. ¿Cómo lo consiguió? Ella nos lo cuenta:

"Se podría decir que nací para ser pesada. Al principio yo era muy compulsiva acerca de la comida: los aperitivos (snacks) estaban siempre a mi alrededor y tenía la costumbre de estar siempre comiendo algo, aunque fuera, según mi punto de vista, en pequeñas cantidades. Entré en un ciclo de mala alimentación, aumenté de peso, me sentía muy deprimida y en consecuencia comía todavía más. Mi peso variaba, hasta que se detuvo en 104 kilos. En ese punto supe que tenía que cambiar, y decidí que era hora de recuperar mi salud de una vez por todas.

Los primeros tres meses comencé a ir a un gimnasio y empecé a nadar, trotar, hice bádminton, ejercicios de relajación, ciclismo y comencé con una dieta líquida. Al principio me dolía cada átomo de mi ser, pues hacía muchísimo tiempo que no hacía ningún tipo de ejercicio. Pero en lugar de enfocarme en mis dolores y en la depresión que sentía, ocupé mi mente y lo que me quedaba de energía en intentar cuidar y recuperar mi salud.

Quería ver los resultados rápidamente, así que estaba en el gimnasio ocho horas al día. Nada de snacks ni comida chatarra, solo me servía jugos de frutas y vegetales.

Durante los próximos cuatro meses cambié a una dieta de proteínas: sólo frutas, verduras y proteínas. Recuerdo que comía legumbres cocidas o ensaladas, y consumía batidos de proteínas en la noche, entre las seis y siete de la tarde, como una especie de cena.

En lugar de azúcar utilizaba Splenda. Poco a poco, y en pequeñas cantidades, empecé añadiendo helado, una o dos cucharadas, chocolates (solo un pedazo), fritos (una sola porción), etc. Lo hacía sólo para degustarlos y para que mi paladar quedara satisfecho. En cuanto al ejercicio, todavía seguía la misma rutina de entrenamiento.

Hoy puedo decir que en un año, y poco a poco, he reducido mi peso corporal con dedicación, trabajo y controlando los malos hábitos alimenticios que tenía antes de empezar. Mi estilo de vida actual incluye el haber adoptado el ejercicio y una dieta adecuada y saludable como parte de mi vida.

Supe también mantenerme motivada. Para lograr esto yo solía colgar un pantalón vaquero de la talla que quería alcanzar en una de las paredes de mi habitación. Siempre que lo veía sabía que tenía que llegar a mi meta.

Creo firmemente que el mejor ejercicio es el que te involucra física, mental y emocionalmente. Debes tener un objetivo específico para que te levantes con ganas a empezar tu día, para cenar saludablemente a tiempo, para hacer las rutinas de ejercicios, para irte a la cama temprano, etc. Hacer eso te dará una razón por la cual despertar, incluso antes de que suene la alarma.

Mi objetivo en la actualidad es la de mantener mi peso actual.

Mis mejores consejos:

No elimines tus comidas favoritas... sólo reduce las porciones. Me gusta el pan y la pasta con moderación, pero para controlar mi tendencia a comer en exceso, no participo de comidas que las incluyan pasadas las tres de la tarde.

Come con frecuencia para ayudarte a mantener estables tus niveles de energía. Solo recuerda de comer porciones pequeñas.

Ejercítate. Incluso si no siente de hacerlo. No te sientes a hacer nada esperando que los kilos de más se evaporen así porque sí. Escucha música alegre mientras te ejercitas. Pero no cualquier música, sino aquella que te motive y te impulse a seguir adelante.

Recuerda los beneficios. Debido a todo el peso extra que llevaba sobre mi cuerpo, solía tener espolones en mis dos talones, los cuales eran sinceramente insoportables. Ahora puedo caminar a cualquier lugar que me dé la gana sin siquiera sentir dolor. No esperes alguna situación extrema para actuar.

Comienza a hacer ejercicio hoy y a establecer y mantener pequeños objetivos. Comienza a perder peso cuando estás con algo de sobrepeso, no esperes a hacerlo cuando estés obeso.

No pierdas el tiempo comiendo cosas que no te alimentan, cambia tus hábitos para consumir comidas nutritivas y que sean fáciles de digerir para tu estómago. Y sí, ocúpate en conseguir un sueño reparador para que el estómago se sienta bien descansado y no lleno de tóxicos o ácidos. Dormir tranquila y relajadamente, como así también regularizar la hora de acostarse deben ser una mayor prioridad, más que estar contando las calorías que estás consumiendo diariamente. Nada puede recargar mejor tu estómago y todo tu metabolismo que una buena sesión de descanso por la noche."

Cuando estés realizando una dieta no se trata de controlar lo que comes. Existen otros factores que debes saber antes de comenzar una dieta. Los problemas con lo que te toparás o cómo prepararte física y mentalmente son solamente un ejemplo de los temas que la mayoría de las dietas actuales no contemplan.

Primero que todo, cuando estés haciendo alguna dieta tendrás antojos de comer ciertas cosas. Esto es completamente inevitable, pero puedes hacer varias cosas para reducir esos antojos. Puedes comer bocadillos saludables como apio o uvas. Estos bocadillos saludables ayudarán a reducir algunos de los antojos que puedas tener porque harán que tu estómago se sienta lleno. Así que lo mejor es no saltarse comidas cuando estés haciendo dieta. Un estómago vacío hará que tengas deseos de comer aún más. Pasar hambre también es una mala idea. Esto provocará que te apetezca más la comida y rompas tu dieta. Algunas veces esa hambre que sientes es un indicativo de que tienes sed, no que tienes hambre. Mantente hidratado o bebe un vaso de agua antes de decidirte a ir a buscar algún bocadillo.

Si tienes algunos antojos en específico, no tengas ninguno de esos alimentos en tu casa. Si los tienes, te sentirás tentado a consumirlos. Para mantener tu mente alejada de los antojos procura hacer otras cosas como ver una película o ir a pasear al parque. Los antojos que tienes son, en su mayoría, hábitos viejos que tratan de regresar. Está bien ceder antes estos antojos de vez en cuando, porque prohibirlos por completo produce un efecto negativo en tu mente. Esto hará que te sientas menos culpable si caes en la tentación cuando estás intentando mantenerla bajo control.

La dieta también es un proceso lento y largo. Existen varios métodos para aligerar las cosas, pero esto requiere de mucho esfuerzo y motivación. Esto no se recomienda ya que la mayoría de las personas ni siquiera pueden llevar a cabo un plan normal de dieta. La mayoría de las personas que están haciendo una dieta tampoco son capaces de comprometerse con ella por sí mismos. Otras veces dejan de hacer dieta una vez que han alcanzado el peso deseado y comienzan a ganar peso de nuevo. De manera que lo mejor es tener un plan a largo plazo en el cual se te haga más fácil comprometerte por un periodo largo de tiempo aunque el proceso te pueda parecer más lento.

No necesitas ninguna comida especial para comenzar tu dieta. Por lo general esto es innecesario y es una carga extra para tu bolsillo. La filosofía básica de quemar más calorías de las que vas a necesitar durante el día es más que suficiente para definir la ruta por la cual deseas transitar. Si vas a gastar más para reemplazar todas tus galletas por galletas orgánicas dietéticas de manera que puedas seguir comiendo comida rápida, entonces es lo mismo que tener diariamente una comida balanceada con los suplementos adicionales. Asimismo los alimentos recomendados para las dietas por lo general son más baratos que los alimentos normales que siempre comes.

La dieta no funcionará si no haces ejercicio. Un promedio aproximado de la necesidad calórica de un hombre adulto es de 2000 calorías. Esto varía entre las personas ya que cada uno tiene un metabolismo diferente, una estructura corporal e incluso actividades diarias diferentes. Si eres una persona que solamente se queda sentada en la casa y no hace ningún tipo de ejercicio, entonces no verás grandes resultados en tu dieta. Estarás consumiendo 2000 calorías diarias pero solamente quemarás 2500 diarias. De esta manera te tomará mucho más tiempo poder ver los resultados positivos de tu dieta.

También existe una alta probabilidad de que vayas a fallar en tu primer intento de hacer dieta. Esto puede deberse a varias razones, pero sean cuales fueren, no deberías rendirte. Puede que te lleve muchos intentos fallidos encontrar la dieta perfecta para ti, así que deberías ponerle atención a los errores cometidos anteriormente para que puedas aprender de ellos. Debes saber que puedes ser un modelo inspirador para tu familia y para aquellos amigos que quieran comenzar una dieta. Tienes que apoyarlos si también ellos quieren empezar, de manera que su éxito te ayudará a estar más seguro con tu propia dieta.

Lo que la industria alimenticia no quiere que sepas

La comida que la industria alimenticia provee no es saludable y tampoco funciona. ¿Sabías que el aspartamo, comúnmente usado para endulzar muchas bebidas, ha sido diagnosticado como causante de síntomas de cáncer? Existen también una serie de productos químicos que se utilizan en estos alimentos llamados "saludables" que en realidad son muy tóxicos para nuestro organismo. Si te fijas cuidadosamente en los ingredientes que tienen estos alimentos dietéticos, te sorprenderás con la cantidad de diferentes sustancias químicas que llevan dentro, las cuales son muy poco naturales para que nuestros cuerpos puedan procesarlas y luego digerirlas. La realidad es que nadie sabe lo que sucede con nuestro cuerpo luego de consumir alimentos dietéticos por un período de tiempo prolongado.

El negocio de perder peso es un negocio repetitivo: Si de pronto consigues adelgazar, a ellos se les acabaría su fuente de ingresos. Por eso es que siempre oyes hablar de nuevos productos cada vez más increíbles, los cuales son publicitados y difundidos por los principales medios informativos. El único fin de todo esto es que tú los compres. La mayoría de las dietas no funcionan porque no se supone que deban de funcionar. Administrar y mantener la industria de alimentos dietéticos para adelgazar implica una inmensa cantidad de dinero y no tiene sentido para ellos (desde un punto de vista empresarial) que tú consigas por fin alcanzar tu peso ideal. Es como que ellos tienen una licencia para imprimir dinero a costa de tu salud.

Comer diferentes alimentos respetando ciertos patrones puede hacer que pierdas peso más fácilmente. Una de las maneras más efectivas para adelgazar es aquel método que hace que los niveles metabólicos de tu cuerpo estén altos para que tu organismo queme grasa de forma natural. Cualquier truco externo como píldoras, pociones, etc. está destinado a fracasar. ¿Por qué utilizar elementos artificiales cuando la respuesta se puede encontrar dentro de tu propio cuerpo y en los alimentos naturales creados por Dios?

El solo hacer ejercicio no es una forma efectiva para quemar grasa. Un programa de entrenamiento diario tiene sólo un efecto del 20% a la hora de adelgazar. Si te alimentas de la manera correcta, entonces obtendrás un efecto positivo del 80% en tu peso corporal.

Si mantienes en alto tu actividad metabólica puedes perder peso sin una dieta estricta, sin píldoras adicionales y sin ningún otro truco (los cuales tienen poco o ningún efecto, sino sólo empobrecerte y dejarte sin ahorros).

Las verdaderas razones por las que no estás perdiendo peso

Primero y principal, porque todavía crees que los "alimentos dietéticos", la "comida saludable" y todos los demás productos "light" te harán adelgazar. Si te encuentras buscando la próxima gran comida ligera o algún alimento dietético cuando estás en el supermercado, o si todavía pides Coca-Cola Light, entonces te enfrentas a un problema que muchos otros están experimentando: Estás tratando de bajar de peso con los productos equivocados. Este tipo de "comidas" no te van a llevar a ninguna parte, sino a gastar todo tu dinero. Este tipo de productos existen para conseguir que te metas en un círculo vicioso, el cual incluye aumentar de peso y serios problemas de salud, pues estos "alimentos dietéticos" tienen un buen montón de productos químicos y muchísimos edulcorantes artificiales peligrosos para la salud integral del ser humano.

Otra de las razones por las que te es difícil bajar de peso es que estás consumiendo alimentos con enorme cantidad de carbohidratos. Intentar comer todo tipo de ensaladas con la vaga esperanza de perder peso no funciona. Durante el día puedes comer pan, arroz y otras comidas altas en carbohidratos, sin embargo, investigaciones científicas han comprobado que los carbohidratos desencadenan en el cerebro un ansia por más. Esto termina causando un ciclo vicioso difícil de controlar que te conduce a comer más y más. Como resultado de esto, muchas personas se pasan el día entero consumiendo todo tipo de aperitivos (snacks). Si te involucras con una dieta donde consumes alimentos ricos en proteína y bajos en carbohidratos, no sólo vas a sentir hambre con menos frecuencia, sino que también convertirás tu cuerpo en una máquina de quemar grasa.

Si te resulta difícil adelgazar quizás es porque no has establecido objetivos claros: perder peso es como cualquier otro objetivo al que deseas llegar, y debes tener metas claras y concisas para enfocarte en ellas. Por ejemplo, debes saber lo que quieres: "Deseo perder XX kilos en XX días." Más adelante veremos cómo establecer metas definidas y congruentes con tus objetivos.

Otra de las razones por las que no estás perdiendo el peso que deberías es que todavía estás contando calorías en vez de concentrarte en resultados positivos. Cada vez que te enfocas en cuántas calorías consumiste hace unas horas y cuántas te faltan, pierdes de vista los resultados positivos que sí estás consiguiendo con tu dieta. De esta manera tus pensamientos se vuelven negativos, lo que tarde o temprano trae consigo resultados negativos. En este libro descubrirás qué tipo de dieta y estilo de vida son beneficiosos para que adelgaces saludablemente.

2
Cómo funcionan las dietas

Antes de comenzar este capítulo déjame compartir contigo un caso de la vida real. Esta historia la leí en un blog de noticias en inglés y está escrito por la doctora Eileen T. O'Grady, una enfermera certificada y entrenadora que se especializa en hacer que la gente se despegue de aquellos estilos de vida que no son compatibles con el bienestar.

Ella comparte el siguiente caso de éxito a la hora de adelgazar: "Hace seis meses fui contactada por Luciana, una madre de 25 años que estaba interesada en hacer algo acerca de su sobrepeso. Al haber estado batallando con este tema durante toda su vida, nunca había tenido una sola experiencia exitosa en lo que respecta a la pérdida de peso. Ella era obesa y quería orientación para llegar a vestir varios tamaños menores. Si bien no tenía evidencia de síndrome metabólico, se sentía triste, abrumada y muy temerosa acerca de su futuro y el de su familia. Era como que estaba esperando que la diabetes y la discapacidad vinieran a golpear su puerta en cualquier momento.

Empecé nuestra primera sesión con una pregunta: "¿por qué crees que estás con sobrepeso?" Si bien esta pregunta puede parecer simplista, o incluso desubicada, muchas personas pueden identificar dos o tres comportamientos autodestructivos que pueden convertirse en el enfoque para luego cambiar esos comportamientos. Curiosamente, nunca había tenido hasta entonces una paciente que respondiera diciendo: "¡Como demasiado!" Los pacientes a menudo informan mala planificación de las comidas, poco o ningún pensamiento acerca de lo que consumen, muy pocas proteínas o atracones por la noche.

A continuación le pedí que describiera un día típico, sólo una descripción de dos minutos para poder tener algo así como una vista aérea de la situación. Esta simple pregunta puede informar rápidamente a un no-nutricionista lo que podría ser una conducta alimentaria problemática. En el caso de Luciana, la primera revelación se produjo cuando se dio cuenta que era adicta al azúcar: ella era incapaz de parar una vez que empezaba. Ese conocimiento la impulsó de inmediato a volver a su cocina para deshacerse de todos los alimentos azucarados procesados con el fin de tener opciones diferentes a la hora de alimentarse: la única manera de evitar una adicción es no exponerse a ella. No hay otro remedio.

Así como cientos de reportes científicos lo informan y lo confirman, la adicción al azúcar tiene una apariencia similar a la adicción a las drogas o al alcohol, así que después de un corto período de abstinencia, sus antojos por azúcar desaparecieron del todo. Una vez que descubrió que podía elegir, y que ahora tenía poder sobre la comida que estaba consumiendo, ella comenzó a practicar meditación, lo que la ayudó a estar cada vez más consciente de sus sentimientos, objetivos y deseos. Después de seis meses de estar con ella dos veces al mes como entrenadora, perdió más de treinta kilos, y siempre me agradece que su transformación fue desde adentro hacia afuera. Ella ahora tiene más autoestima, y ya no está en contacto con alimentos tóxicos, sino más bien con su propia alma.

Así que cuando hablo con mis pacientes acerca de la obesidad, es importante primero evaluar los patrones de alimentación para determinar una adicción subyacente evidenciada por la impotencia que ellos sienten. Ninguna cantidad de ejercicio, fuerza de voluntad o prohibiciones abordará el problema de raíz de la adicción a la comida. La experiencia de Luciana subraya estas dos verdades que he aprendido sobre cómo adelgazar saludablemente:

1. Si quieres perder peso, no te involucres con las dieta de moda.

2. La pérdida de peso exitosa a largo plazo rara vez tiene que ver con la comida. Se trata de tener una relación sana con los alimentos. Todo depende de esto.

El éxito de Luciana incluía comer comida de verdad adquirida en una tienda de comestibles, no sentir hambre, y sin pociones, parches, pastillas ni fórmulas mágicas. Ella aumentó significativamente su ingesta de proteínas y verduras, como consecuencia, aumentó su salud y bienestar."

A modo de punto final, la autora de este artículo recomienda el excepcional documental "Fed Up", el cual analiza el azúcar y su papel en la epidemia de obesidad de Estados Unidos. Es muy revelador.

Volvamos entonces a analizar brevemente cómo funcionan la mayoría de las dietas actuales. Perder peso es fácil; tienes que perder más calorías de las que puedes consumir. Comemos porque es una necesidad. Los alimentos que consumimos serán procesados por nuestro organismo, descomponiéndolos y absorbiendo lo que necesitamos mientras que el resto será desechado. Realizamos actividades diarias y nuestro cuerpo usa calorías y nutrientes de nuestra comida para llevarlas a cabo. Pero nuestro cuerpo solamente necesita una determinada cantidad de calorías para hacer todo eso. Todas las calorías que no se necesitan serán almacenadas en nuestro cuerpo en forma de grasa.

El problema es que no hay manera de decirle a tu cuerpo que deje de almacenar calorías. Todo el exceso de calorías será convertido en grasa sin importar cuánta grasa tengas en tu cuerpo. La mayoría de nosotros siempre comemos más de lo que necesitamos, consumiendo todas esas calorías adicionales, lo que causa que inevitablemente aumentemos de peso. De manera que una dieta se supone que te ayudará a perder todas esas calorías adicionales.

Una dieta es un plan de alimentación en el cual controlas la cantidad de calorías que consumes. Comer menos no es la única manera de hacer dieta. Como la meta es consumir menos calorías, puedes ingerir alimentos constantemente si son bajos en calorías. De manera que los alimentos como las frutas o los vegetales son bajos en calorías si los comparas con la misma cantidad de otro alimento como la carne.

Cuando estés haciendo dieta comerás menos de lo normal. Te sentirás con hambre durante el día y no te sentirás satisfecho cuando consumas alimentos. Esto es algo que no se puede evitar, ya que a fin de cuentas lo que estás intentando es reducir la cantidad de calorías que ingieres. No cometas el error de saltarte comidas o no comer lo suficiente durante el día. Esto únicamente empeorará tu dieta.

Una dieta debe incluir cosas que te ayuden a reducir esa hambre, ya sea psicológica o físicamente. Una dieta te tiene que preparar primero psicológicamente antes de que la vayas a comenzar. Esto es para estar seguros de que serás capaz de mantenerte en la dieta durante toda su duración y puedas alcanzar tu meta. Las dietas también te ofrecen bocadillos alternativos que puedes consumir para reducir tus antojos.

Cuando estés a dieta no pienses que vas a sobrevivir todo el día a punta de agua y vegetales. En realidad la dieta promueve el consumo de una comida balanceada. Simplemente tienes que consumir menos calorías y no ignorar al resto de los nutrientes.

Así que cuando evitas cierto tipo de alimentos también estás evitando sus nutrientes. Por lo tanto la dieta te indicará alimentos alternativos que puedes consumir para reemplazar los nutrientes que te hacen falta. Por lo general estos alimentos son evitados pero no son prohibidos por completo. De manera que todavía los puedes consumir de vez en cuando en pequeñas cantidades.

Una buena dieta también ayuda a tu metabolismo natural. Cada persona tiene su propio ritmo de metabolismo. Una persona con un metabolismo rápido será capaz de quemar más calorías durante el día. Una dieta adecuada puede ayudarles a las personas que tienen un metabolismo lento para que las usen completamente.

Tienes que consumir un desayuno fuerte para iniciar tu metabolismo, almorzar para mantener la energía y cenar poco ya que no quemas tantas calorías durante la noche. Esto es para asegurarte de tener suficientes calorías durante el día.

Regla de oro

Cuando quieres mantenerte en una dieta, la disciplina es uno de los factores más importantes. Perder peso por medio de una dieta adecuada te tomará desde meses hasta años para que puedas alcanzar tu peso adecuado. Las dietas que son extremas y promueven resultados rápidos se pueden convertir en una especie de dieta de yo-yo. La dieta de yo-yo es un término que se usa cuando una persona está a dieta y logra perder peso pero eventualmente vuelve a comer y a ganar más peso del que pierde. Este fenómeno es también conocido como el efecto rebote.

Esto sucede porque la dieta que esta persona siguió era demasiado extrema; limitaba el consumo de alimentos y prohibía muchos otros tipos de alimentos. Como resultado, y dándose cuenta que no puede seguirla al pie de la letra, la persona acaba renunciando a ella y comienza a comer mucho más. También puede ser por la falta de disciplina una vez que se ha alcanzado el peso deseado. Por lo general esta es la causa por la que la mayoría de la gente recurre a las dietas extremas híper calóricas.

Así que para evitar esto, se les recomienda a las personas que están a dieta que vayan despacio, ya que les tomará varios meses ver un gran resultado. El hecho de que uno no ve grandes progresos a los pocos meses causa que la mayoría renuncien a medio camino. No es fácil cambiar un hábito que has tenido por años. Es por esto que necesitas mucha disciplina, fuerza de voluntad y determinación para ser capaz de mantenerte en una dieta saludable.

Al principio notarás que es muy difícil cambiar un hábito. Debes mantenerte en tu dieta a diario durante el primer mes. Esto sentará las bases para cuando hayas avanzado un poco más en tu régimen. En ese momento tu fuerza de voluntad estará en lo máximo, así que lo mejor es tomar ventaja de ello y entrenar tu cuerpo para que acepte los nuevos cambios. De manera que cuando llegues a los puntos intermedios tu fuerza de voluntad no será tan fuerte como lo era al principio, pero tu hábito se hará sentir y ya estarás acostumbrado a tu nueva dieta.

Nadie tiene que realizar una dieta solo. Deberías

conseguirte a algún amigo que te ayude o incluso que realice la dieta contigo. No busques ayuda de amigos que hagan lo opuesto. Al tener a alguien a tu lado que te de apoyo, podrán ver los resultados poco a poco en cada uno. También ayuda el tener a alguien en quien confiar cuando pienses que la dieta no está funcionando para ti.

Cuando llegue la hora de elegir qué dieta seguir, deberías tomar en cuenta unas cuantas dietas que puedan ser similares a la que ya estás realizando. Esto es para diversificar el tratamiento. Seguir siempre la misma dieta que odias tendrá más adelante un efecto negativo en tu fuerza de voluntad.

Esto incluso puede provocar que abandones tu dieta. Así que al diversificarla encontrarás una que te gustará y no te sentirás desanimado cuando veas la lista de ingredientes que tienes que comer. Puedes crear ciclos semanales o mensuales, de manera que tu plan de alimentación se mantenga al día y siempre renovado.

Si te ofrecen comida, intenta cortésmente rechazarla explicándole a tu anfitrión que estás intentando cuidar tu peso. Tu anfitrión debería comprender tu situación y no insistir. Pero si continúa insistiendo en que pruebes un poco entonces sírvete una porción pequeña.

Comer porciones pequeñas es siempre mejor que comerse el plato entero, y no deberías de sentir que estás ofendiendo a tu anfitrión si comes sólo un poco. Toma en cuenta que si rompiste la dieta en alguna de las comidas, esto no quiere decir que ya el día está arruinado y que por el resto del día no tienes que seguir con la dieta. Simplemente sigue con tu dieta como si no la hubieras roto del todo.

Preparación

Evalúate a ti mismo haciéndote la siguiente pregunta: "¿Qué es lo que quiero exactamente?"

Es importante que lleves a cabo algunos preparativos antes de comenzar cualquier dieta saludable. Lo más importante es que entiendas en qué te estás metiendo y qué es lo que deseas obtener. Como dice el refrán, una flecha sin un objetivo nunca falla el blanco.

Antes de comenzar a realizar tu dieta, es muy importante que entiendas que necesitas tener un plan. Puedes ponerle un nombre tipo "Plan de batalla súper recargado para perder peso", o inventarte cualquier nombre que te parezca original y que te recuerde lo que quieres conseguir. Ponle un nombre, especialmente uno que te anime emocionalmente y que te motive, que haga que te levantes cada mañana para hacer el esfuerzo debido con tal de mantenerte en forma, delgado y bello, dándote la oportunidad de tener el cuerpo que siempre has deseado. Como dice el dicho, fallar al planear es planear para fallar.

Con esto en mente vas a decidir ahora, no más adelante, qué es exactamente lo que quieres de ti mismo. Respóndete a ti mismo cuál es el resultado ideal. Ahora anótalo en una hoja de papel, describiendo exactamente qué es lo que quieres lograr.

Asegúrate de haberlo hecho antes de continuar…

Te estoy viendo… vamos, toma una hoja de papel y anótalo. ¿Realmente deseas esto, no es así?

De acuerdo, bienvenido… suponiendo que ya lo hiciste, continuemos…

Ahora anota cómo se siente tener ese cuerpo y haber obtenido lo que tanto deseabas:

* ¿Se siente bien?
* ¿Te sientes vitalizado, con energía?
* ¿Sientes que puedes con el mundo?
* ¿Te sientes atractiva y hermosa?
* ¿Sientes que puedes cortejar a cualquier hombre o mujer con tu encanto y carisma?
* ¿Te sientes maravillosamente bien?

Toma en cuenta cómo te sientes, y tradúcelo en palabras, aunque sea una sola palabra por cada sensación que tengas y que te ayude a recordar lo que se siente obtener lo que deseas cuando miras a tu plan de batalla súper recargado.

Lo que acaba de pasar contigo va a ser tu pilar de

apoyo para que obtengas lo que deseas. El resultado que buscamos con este simple ejercicio es que veas hacia adelante tu cuerpo espectacular. Si no te encuentras pensando en ello, hazte una pregunta diferente, hazte una pregunta (o preguntas) que te dé una respuesta cargada emocionalmente que te motive y que te dé el coraje, la confianza y la determinación para ir hacia adelante y obtener lo que por derecho es tuyo. Tienes todo el derecho de tener el cuerpo espectacular que tanto deseas, así que no permitas que nadie te diga lo contrario (¡incluyéndote a ti mismo!).

Felicitaciones si lograste completar exitosamente este proceso. Ahora tienes un pilar de apoyo, tu propio entrenador personal. Cada mañana cuando te levantes, comienza tu día leyendo y pensando en lo que has escrito en tu plan de batalla súper recargado. Mira detalladamente cómo cobran vida las palabras y se alojan en tu cuerpo. Date cuenta de que estas palabras lentamente afectarán tu subconsciente y dentro de los próximos siete días comenzarás a darte cuenta de que muchas de las tareas que pensabas que iban a requerir de un esfuerzo sobrehumano se vuelven mucho más fáciles.

La preparación que has hecho está basada en el principio sólido de Stephen Covey, el cual es el segundo principio o hábito que él menciona en su libro titulado "Los siete hábitos de la gente altamente eficaz."

Ese principio dice lo siguiente: *"Comenzar con un fin en mente está basado en el principio de que todas las cosas son creadas dobles. En todas las cosas existe una creación mental o primera creación, y una creación física o segunda creación."*

No necesitas saber cómo funciona exactamente. Solamente necesitas que funcione para ti. Sin embargo, si estás interesado, personalmente te puedo recomendar que leas el libro o lo consigas en audio. Así te podrás hacer una mejor idea acerca de "Comenzar tu dieta con un fin específico en mente."

3
Los Alimentos

En este capítulo primero analizaremos los hábitos alimenticios, para luego ocuparnos de los alimentos en general, aquellos que podemos y no deberíamos consumir. Luego de ver la clásica pirámide alimenticia, al final veremos el plato para comer saludable diseñado por expertos en nutrición de la Escuela de Salud Pública de Harvard.

El hábito de comer

Vimos anteriormente que la manera más primordial de perder peso es quemar más calorías de las que consumes. Una dieta te ayuda a lograr esa meta al limitar los alimentos que ingieres. Entre menos alimentos ingieras, menos calorías almacenarás y más calorías perderás cada día. Comer menos puede sonar como algo sencillo de hacer, pero hay más cosas que necesitas descubrir.

Lo que verdaderamente necesitas alcanzar es un hábito de alimentación constante y saludable. Naturalmente solo necesitarías comer tres veces al día: desayuno, almuerzo y cena. Los bocadillos entre uno y otro son opcionales dependiendo de la persona. Cuando estás a dieta necesitas entrenar tu cuerpo para que acepte alimentos a una hora determinada cada día, esto es para decirle a tu cuerpo cuándo tiene que comenzar a trabajar en los alimentos que consumes para preparar tu metabolismo.

Por cada comida que ingieras deberías de planear dividirla en dos. Desayuno -> bocadillos -> almuerzo -> bocadillos -> cena. Solamente necesitas servirte porciones más pequeñas durante el desayuno, almuerzo y cena, e ingerir bocadillos saludables entre uno y otro. Con esto lo que logras es que tu organismo queme completamente todas las calorías que consumes y solamente almacene lo suficiente para el día. Al ingerir porciones más pequeñas y más frecuentemente no tienes que preocuparte de comer más de la cuenta en una sola comida.

Cuando estés ingiriendo tus alimentos procura hacerlo

junto a otras personas. Esta comida social te ayudará a que seas más cauteloso acerca de lo que comes y también a que logres ser un ejemplo a seguir para los niños. Cuando comes frente a la computadora o el televisor corres el riesgo de comer en exceso. Los bocadillos que constantemente introduces en tu boca se irán acumulando y provocarán que comas en exceso.

Cuando comes, la primera parte de la digestión inicia cuando comienzas a masticar en tu boca. La comida se deshace en trozos más pequeños y luego pasa al estómago para que sea deshecha aún más. Así que cuando no masticas adecuadamente, trozos grandes de comida llegan al estómago y no son digeridos adecuadamente. Esto provoca que se produzca más grasa en el cuerpo. De igual manera el organismo dura un rato en procesar si ya estás lleno o no. Así que si comes y masticas despacio le vas a dar la oportunidad a tu organismo de procesar la información al cerebro para que se dé cuenta si deberías dejar de comer o no.

Después de comer no te vayas a dormir de inmediato. Si lo haces le estás diciendo a tu cuerpo que descanse a pesar de que aún hay comida en tu organismo. Una digestión parcial provocará todavía más grasa. Así que tienes que procurar caminar un poco después de comer. Esto mantendrá el flujo sanguíneo constante de manera que tu organismo será capaz de distribuir más equitativamente la energía por todo tu cuerpo. Esto también quiere decir que deberías comer entre tres a cuatro horas antes de dormir. Esto es para permitir que tu organismo digiera adecuadamente la cena antes de prepararse para ir a dormir.

Alimentos que hay que evitar

Cuando realizas una dieta es inevitable que algunos alimentos ingresen en la lista de cosas que no puedes comer. Por lo general este tipo de alimentos contienen muchas calorías/azúcar/grasa y otros nutrientes que no son necesarios para tu cuerpo. Así que los pocos alimentos que a continuación indicamos los tienes que evitar, pero no están prohibidos para siempre. La palabra nunca es una palabra negativa que no debería de usarse en tu dieta. Simplemente los vas a consumir con menos frecuencia.

* Si te gusta beber entonces deberías de comenzar a reducir la cantidad de bebidas. Una cerveza pequeña de 350 cm3 por día puede hacer que aumentes medio kilogramo en una semana si no haces ejercicio.

* Cien gramos de carne de res contienen cerca de 167 calorías pero cien gramos de apio contienen solamente entre 16-17 calorías. Al convertirlos en una porción, ¿cuál crees que podrá mantener tu estómago lleno pero aun así ser saludable? Por supuesto que elegirías una porción de apio. Es lógico, ya que la carne tiene un alto grado de grasas saturadas.

* Los pasteles no se quedan atrás cuando se trata de cantidad de calorías. Una porción normal de pastel contiene alrededor de 360 calorías, la mayoría de las cuales provienen de la grasa. Inclusive un pastel sin grasa contiene 240 calorías.

* Procura evitar las barras energéticas, ya que están más llenas de calorías que la cerveza.

* Las papas tostadas siempre tienen mucha sal y grasa. Puedes consumir más de cien calorías si ingieres diez hojuelas.

* Las comidas rápidas nunca son bajas en calorías. Siempre son fritas, y contienen mucha grasa y azúcar.

* Las salchichas son una mezcla de carne no deseada y contienen mucha grasa. Las salchichas vegetarianas son una mejor alternativa.

* Una dona glaseada contiene más calorías que una lata de cerveza, 240 calorías.

* En términos generales se deben evitar los huevos. La mayoría de las calorías y el colesterol provienen de la yema. La clara es relativamente baja en colesterol y tampoco contiene muchas calorías. Pero la mayoría de los alimentos que contienen huevos por lo general incluyen la yema. Así que cuando ingieras huevos que hayas cocinado tú mismo, intenta prescindir de la yema.

* Los helados están cargados de grandes calorías. La

mayoría de los helados están preparados con leche entera, la cual es la causante de la gran cantidad de calorías.

* No todas las nueces son iguales. Algunas son buenas para tu dieta y otras contienen muchas calorías. Asegúrate de revisar cuáles nueces deberías de consumir en tu dieta.

Alimentos que puedes comer

Para llevar a cabo tu dieta ya deberías de saber qué alimentos evitar. Ahora necesitas saber qué alimentos consumir. En una dieta necesitas una comida balanceada durante todo el día. Así que, tomando en cuenta la restricción de algunos alimentos, la mayoría de lo que comes provendría de frutas y vegetales. Si te fijas en la pirámide alimenticia verás qué alimentos tu cuerpo necesita y cuáles no necesita tanto.

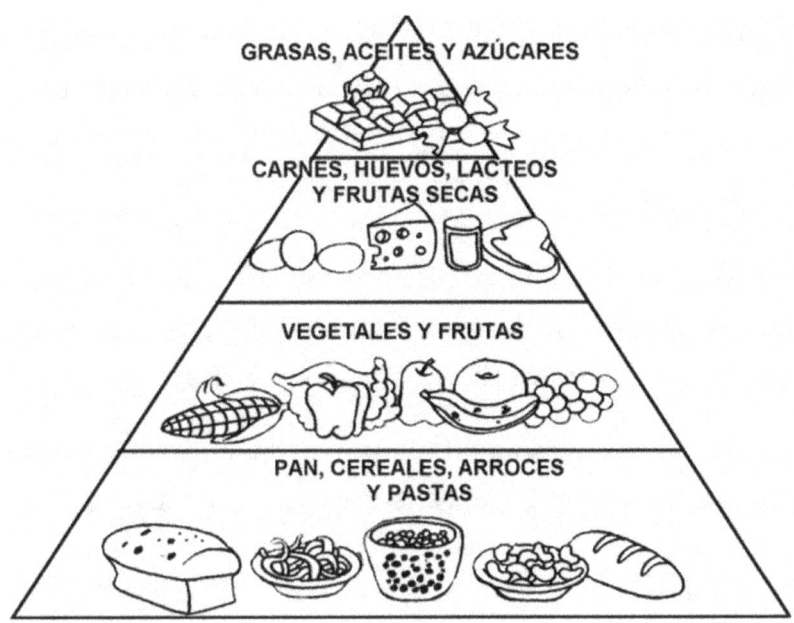

Los carbohidratos son muy importantes para que el cuerpo pueda producir energía, seguido de las frutas y vegetales, luego la carne con las nueces, y por último la sal, el aceite, etcétera. Como mencioné anteriormente, el cuerpo normalmente solo necesita un promedio de 2000 calorías diarias, así que no debes de exceder esta cantidad. Tu porción de carbohidratos puede ser menor durante el día y el resto lo puedes compensar ingiriendo más frutas y vegetales. Si puedes evitar ingerir cualquier tipo de carne, hazlo. Las frutas y los vegetales son bien conocidos por tener un efecto que te hacen sentir satisfecho por más tiempo, así que cuando vayas a elegir bocadillos, elige uno que sea bajo en calorías, sal y azúcar.

Otra cosa que tienes que tomar en cuenta es el índice

glucémico de cada alimento. El índice glucémico se determina dependiendo de qué tan rápido la glucosa ingresa en tu corriente sanguíneo como azúcar en sangre. Entre más bajo sea el índice, más baja será la tasa de absorción. Entre más lento se absorba, menor cantidad de glucosa ingresará en tu organismo. Además de ayudarnos a perder peso, también deberíamos de ser capaces de controlar nuestro nivel de azúcar.

Los alimentos que tienen un índice glucémico bajo por lo general son las frutas y los vegetales, mientras que el pan, los granos, los almidones y la pasta tienen un nivel glucémico alto.

Las calorías negativas también deben determinar qué alimentos dietéticos deberías ingerir. Calorías negativas significa que necesitas quemar la misma cantidad de calorías o incluso más para poder digerir ese alimento.

Un ejemplo es cuando te dan a escoger una galleta dura de 150 calorías o un pastel de 100 calorías. La mayoría de nosotros elegiría el pastel porque contiene menos calorías, pero la elección correcta sería la galleta. El pastel es fácil de digerir y tu organismo absorbería todas las calorías. Mientras tanto la galleta requerirá de más calorías para ser digerida y tu organismo gastará 80 calorías simplemente para digerir la galleta, lo que significa que tu organismo solamente absorberá 70 de las originales 150 calorías.

Si bien la pirámide alimenticia es bien conocida por todos, desde el año 2015 expertos en nutrición de la Escuela de Salud Pública de Harvard y editores de Harvard Health Publications, diseñaron el "Plato de Alimentación Saludable" para hacer frente a las deficiencias en la misma publicación oficial del Departamento de Agricultura de los Estados Unidos de América (USDA). Este plato de alimentación saludable proporciona una guía detallada, en un formato simple, para ayudar a la gente a tomar las mejores decisiones a la hora de alimentarse.

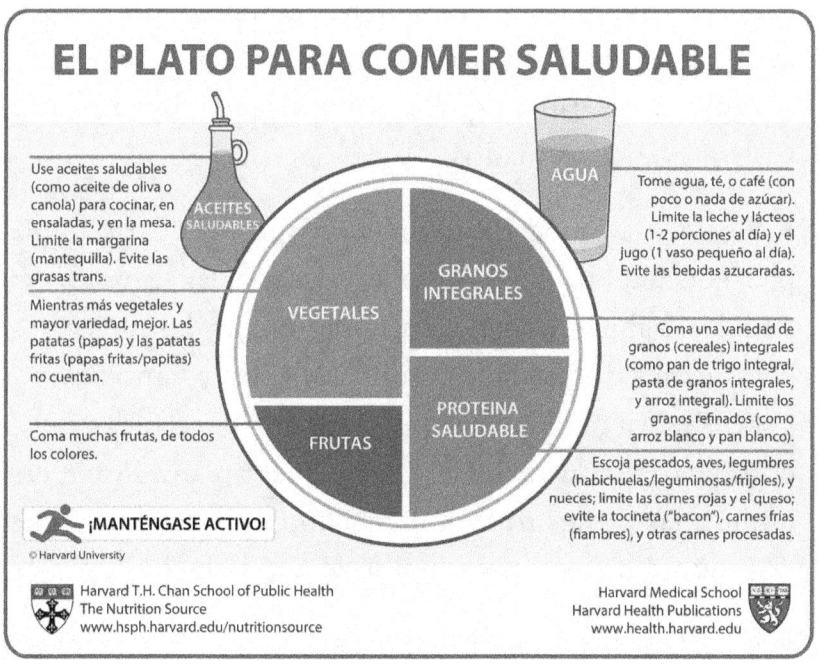

Derechos de autor © 2011 Universidad de Harvard

Puedes utilizar este cuadro como guía para la creación de todas tus comidas, para que sean sanas y equilibradas.

La mitad de tu plato debería estar conformado por verduras y frutas. El objetivo no es solo darle color y variedad, sino también equilibrar la alimentación Recuerda que las patatas no cuentan como verduras en la placa de alimentación saludable debido a su impacto negativo sobre el azúcar en la sangre.

Elije granos enteros o integrales. Estos deberían ocupar un cuarto de tu plato de alimentos. Granos de trigo, cebada, quinoa, avena, arroz integral, y los alimentos preparados con estos ingredientes como pasta de trigo integral tienen un efecto más moderado en la insulina y el azúcar en la sangre que el arroz blanco, el pan blanco y otros granos refinados.

Las proteínas deberían también ocupar un cuarto de tu plato de alimentos. El pollo, el pescado, las legumbres (frijoles, habichuelas, leguminosas, etc.), y las nueces son fuentes de proteínas muy saludables y también versátiles, ya que puedes mezclarlas en ensaladas y combinarlas con vegetales en cualquier plato. Ponle un límite a las carnes rojas, y evita carnes procesadas como el tocino ("bacon") y los embutidos (salchichas).

Los aceites de plantas saludables deben ser consumidos en moderación. Escoge aceites vegetales saludables como maíz, oliva, girasol, canola, maní (cacahuate), soya, u otros, y evita los aceites parcialmente hidrogenados, pues contienen las grasas trans que no son saludables. Recuerda que la etiqueta que usualmente ves en los supermercados y que dice "bajo en grasa" no significa "saludable".

Toma agua, café, o té. Excluye cualquier bebidas azucarada de tu dieta, limita la leche y cualquier producto lácteo a una o dos porciones por día, y limita el jugo (zumo) de cualquier fruta a un vaso pequeño al día.

Mantente activo. La pequeña figura roja corriendo en el ángulo inferior izquierdo de "El Plato para Comer Saludable" es un simple recordatorio de que mantenerse activo y hacer ejercicio es también importante para controlar el peso corporal.

Recuerda que el *tipo* de carbohidratos en cualquier dieta es más importante que la *cantidad* de carbohidratos, ya que algunas fuentes de carbohidratos como las verduras (excepto las patatas), frutas, granos enteros y frijoles son más saludables que otros.

4

Diario de alimentos

Cuando estés llevando a cabo una dieta es importante mantener un diario de alimentos. Esto es para llevar control del consumo de alimentos y el total de calorías que ingieres diaria y mensualmente. También es para llevar control de tu progreso de manera que puedas saber qué errores se cometieron o si hay algo que se puede mejorar. En ese diario deberías incluir lo siguiente:

* El tamaño estimado de la porción que acabas de consumir
* El tipo de comida que ingeriste. Entre más específico mejor. Asegúrate de escribir si te sirves más salsa de tomate o aderezo de ensalada

* La hora en que comiste
* ¿Estabas solo o acompañado cuando comiste?
* ¿Dónde comiste?
* ¿Hacías otra cosa mientras comías, como mirar la televisión, chatear o conversar con alguien?
* ¿Cuál era tu humor cuando comías?

Lleva el diario de alimentación a donde vayas y siempre escribe cualquier cosa que comas o bebas. Algo pequeño como un dulce, una gaseosa, unas galletas saladas o una dona pueden no parecer mucho en un día, pero si los consumes durante una semana te van a sumar muchas calorías extra. No esperes a que termine el día para escribir las cosas en tu diario de alimentos.

Anota las cosas antes de comer, de manera que puedas inspeccionar la comida y no se te vaya a escapar ningún detalle. Se especificó y siempre recuerda apuntar las cosas adicionales. Un trozo extra de mantequilla en tu tostada tiene que ser anotada, y no generalices con respecto a tu alimentación diaria, como por ejemplo escribir simplemente vegetales cuando en realidad comiste brócoli y una ensalada de lechuga y tomates.

¿Por qué necesitas este diario de alimentos? Te sirve para llevar control de las calorías que consumes diariamente. Algunas veces las personas que están a dieta no saben por qué no pierden peso. Un diario de alimentos te permitirá saber cuál es la causa principal por la que no puedes perder suficiente peso.

Un amigo mío siguió al pie de la letra una de las tantas

dietas de moda. Notó que había perdido de peso, pero había unos 5 kilos extra de los cuales no llegaba a deshacerse. Consultó con su médico de cabecera y éste le sugirió que comience a llevar un diario para registrar sus alimentos.

Mi amigo me confesó que esta idea la parecía más bien tonta, pues él seguía la dieta a rajatabla, además de hacer ejercicio físico todos los días. Pero lo que sucedió fue sorprendente: luego de dos semanas de estar llevando control de todos los alimentos consumidos, y al revisar sus notas, mi amigo se dio cuenta que estaba consumiendo cierta bebida isotónica, de esas usadas para rehidratar y recuperar carbohidratos, sales de sodio y potasio. Descubrió que estaba tomando esta bebida luego de hacer ejercicio en el gimnasio, todos los días.

Sin dudarlo dejó de consumir este producto y lo reemplazó por agua fresca. El resultado fue casi instantáneo. Bajó esos kilos de más la siguiente semana.

Al llevar un diario que registre tus hábitos alimenticios también serás capaz de llevar la cuenta del total estimado de calorías diarias que consumes y así podrás tomar la decisión de cómo ajustar tu dieta. También podrás decidir cuándo te puedes recompensar y así aplacar ese antojo de pastel que tienes de vez en cuando. Si ha pasado una semana desde la última vez que lo probaste, entonces podrás comerlo sin sentirte culpable.

Cuando meses después repases tu diario de alimentos te darás cuenta de qué tanto han cambiado tus gustos por la comida. Esto quiere decir que estás progresando con tu dieta y lo que parecía imposible en aquel entonces ahora es mucho más fácil. Otra razón es para impulsar tu autocontrol. Así podrás controlar lo que comes y no rendirte ante esos antojos innecesarios.

5

La verdad sobre el ejercicio

Hacer ejercicio y seguir una dieta equilibrada son dos cosas que van de la mano. Si solamente haces dieta y no haces ejercicio alguno, entonces no esperes algún resultado rápido, porque solo con tu dieta no estarás perdiendo calorías lo suficientemente rápido. Además, si pierdes peso sin hacer ejercicio, te verás frágil conforme vayas perdiendo grasa corporal. Por lo tanto, es mejor que hagas ejercicio para que tu cuerpo esté en forma mientras estás a dieta. También hay otras razones por las que hay que hacer ejercicio.

Una encuesta reciente indicó que siete de cada diez adultos no hacen ejercicio de manera regular, y cerca de cuatro de cada diez no están físicamente activos. Si no haces ejercicio, entonces estarás en riesgo de sufrir un ataque, diabetes y enfermedades cardíacas. Este simple hecho ha sido la causa de muerte de miles de personas anualmente.

Antes de comenzar a hacer ejercicio es conveniente que consultes con un médico. Esto es para saber cuál es la condición actual de tu cuerpo y si estás expuesto a lesiones por realizar actividades físicas extenuantes. Cuando comiences a realizar ejercicio, hazlo despacio. Comienza primero haciendo diez minutos de ejercicio, los cuales luego puedes aumentar a veinte, luego a treinta minutos y así sucesivamente durante varios meses. Esto te ayudará a evitar que tu cuerpo quede adolorido después de cada sesión de ejercicios, además que disminuirá cualquier riesgo de lesión.

A continuación te explicaré muy brevemente por qué el sólo ir al gimnasio puede ayudarte a reafirmar tu cuerpo, pero será ineficiente a la hora de bajar de peso rápido.

Seamos realistas: Si verdaderamente quieres adelgazar apresuradamente, ir al gimnasio no es la respuesta, ya que se ha comprobado que tu cuerpo no quema grasas eficientemente con un duro entrenamiento, sino con lo que comes.

Por supuesto que el ejercicio físico es muy saludable y es parte del proceso para llevar un estilo de vida sano, tiene poco o nada que ver con la pérdida de peso rápida.

En lugar de matarte en el gimnasio, lo que debes hacer es una caminata liviana por lo menos 30 minutos al día. Con sólo 30 minutos diarios podrás conseguir una mejoría notable en tu salud, sentir mayor energía y experimentar una mayor pérdida de peso, todo esto cuando está unido a una dieta equilibrada.

Al disfrutar este tipo de paseos diarios, obtendrás una mejor figura y tu peso definitivamente empezará a reducirse.

Algunas instrucciones rápidas:

1. No debes apresurarte mucho al caminar. No es una carrera.

2. Caminar y hablar debería ser posible al mismo tiempo

3. Debes estar listo para una caminata rápida sin ninguna preparación ni equipos adicionales

4. Mientras más larga la caminata mejor, si tienes la posibilidad entre 45 o 60 minutos no te harán daño, sino todo lo contrario

Muy bien, ya vimos la importancia de realizar por lo menos treinta minutos o más diariamente de actividades cardiovasculares. No tienes que ejercitarte los treinta minutos de una sola vez, pueden ser periodos cortos de actividades intermitentes. Por lo menos dos veces por semana realiza algún ejercicio que ejercite tus músculos. Recuerda que también puedes incorporar este tipo de ejercicio físico en tu vida diaria. Por ejemplo, puedes subir las escaleras para ir a tu oficina en lugar de subir por el elevador, puedes ir a trotar durante la hora del almuerzo o estacionar tu auto en un lugar un poco más alejado de tu trabajo.

Atraeyee Niharchandra es una bloguera que se destaca en el área de la salud. Es además médica naturista, activista por la salud y fundadora del portal Revisediet.com. Este sitio se fundó en 2013 para descubrir, desarrollar y compartir información científicamente probada sobre los beneficios de comer alimentos y para ayudar a la gente a comer libre de culpa. Ella es además una entrenadora experta en pérdida de peso, ayudando a la gente a lograrlo de manera saludable.

A continuación, nos comenta su experiencia: "Mis objetivos de fitness han cambiado drásticamente en los últimos dos meses: de ser una adicta a la televisión y estar recostada en mi sofá a pasar a ser una aspirante a corredora, para luego practicar con mucha intensidad eso de moverse continuamente. Ya no me preocupo por "hacer ejercicio." He decidido dejar la mentalidad de obligación para rodearme de la libertad que da realizar una corrida rápida en lugares abiertos,

¡literalmente!

Tengo dos roturas de ligamentos cruzados en la rodilla derecha, así que te puedes imaginar lo mal que puede sentirse estar así. La cosa es que si no hago ejercicio estaría cojeando al día siguiente con mi rodilla hinchada. Para mí el estar en forma es una necesidad, no una opción. Por eso tengo que cuidar mi sobrepeso, de lo contrario todos mis huesos y músculos sufrirán con el peso agregado, lo que hará que no pueda caminar bien. Fue una larga y penosa lucha que me llevó seis meses, pero logré al final convertir la grasa en músculos.

Luego de esto empecé a tomar clases de yoga en un esfuerzo para ponerme en forma y tonificar todo mi cuerpo. En realidad no nací muy deportista que digamos, y tampoco he hecho mucha actividad física en mis años de juventud, pero me esforcé por aprender a hacer yoga a un ritmo constante.

Trato de caminar todos los días durante al menos una milla o más (si el tiempo lo permite), para aumentar mi exposición al sol (esencial para mantener los niveles vitales de vitamina D). Me gusta mucho ese tiempo, estar lejos de la tecnología y en sintonía con la naturaleza. Además de eso, hago un poco de ejercicios suaves para fortalecer los diferentes grupos musculares, tan a menudo como me sea posible, por lo general unas dos o tres veces a la semana.

Durante años he luchado para encontrar placer en "hacer ejercicio", y sólo lo conseguí cuando saqué por completo de mi mente la idea de que ejercitarse es un proceso obligatorio y doloroso. El ejercicio es natural para la vida: todos los días nos movemos y nuestro cuerpo quema energía. Eso es todo lo que hay que hacer: ¡mover el cuerpo!

Caminar hacia un destino específico a través de un hermoso sendero en el bosque (en lugar de caminar en una cinta de correr mirando una pantalla), es beneficioso en muchos más niveles. He aprendido que si estamos disfrutando de mover nuestros cuerpos y no estamos forzándolos, entonces se liberan endorfinas, haciendo que el proceso sea agradable y constructivo para todas las células. Por otra parte, el ejercicio excesivamente agotador, aburrido o doloroso es destructivo para el organismo a causa del estrés oxidativo y la producción de radicales libres que destruyen las células.

En línea con este concepto, hago un esfuerzo constante para mover mi cuerpo durante todo el día tanto como sea posible. Subo las escaleras más a menudo y elijo caminar en lugar de conducir a un lugar cercano. Además de las actividades "típicas" de ejercicio que he mencionado antes - caminar, levantar pesas y running - también disfruto bailar salsa, hacer excursiones a lugares pintorescos y escalar. La desintoxicación, el comer saludablemente y el ejercicio diario me han dado un cuerpo limpio y fuerte. La vida es buena :)"

Si sientes que hacer ejercicio es demasiado trabajo, ¿por qué no intentas hacer que tu tiempo libre sea un poco más activo? En vez de simplemente quedarte en tu casa, tirarte en el sillón y ver programas de televisión, dile a tu familia que salgan a dar un paseo en bicicleta, únete a un club de alpinismo o simplemente da un paseo por el parque todas las tardes.

Escoge actividades físicas que disfrutes hacer, que encuentres satisfactorias y que luego de hacerlas te den la sensación de que has logrado algo. Una carrera exitosa te motivará a que seas más activo físicamente. Para que te sea más fácil mantenerte activo elige ejercicios que te sean fácilmente accesibles, de manera que no te sientas desmotivado cada vez que quieras realizar ejercicio. Por último, escoge un ejercicio que sea compatible con tu cuerpo y con tu edad actual.

6

Tres métodos efectivos para adelgazar

En este capítulo vamos a ver tres métodos probados y efectivos para bajar de peso, y luego algunos consejos que te ayudarán a empezar y mantener la dieta.

1. Amplificación del metabolismo

Se trata de un método de pérdida de peso más bien conservador. No es una manera rápida, pero es excelente si realmente quieres bajar de peso de manera constante y a largo plazo. También puede ser usado para mantener tu peso ideal una vez que hayas experimentado con algunos de los métodos que veremos a continuación.

Pero como todos sabemos, si de verdad deseas mantener tu peso para que no esté subiendo y bajando constantemente, entonces debes ser consciente de que la mayoría de las dietas rápidas producen un efecto rebote, el cual hace que vuelvas a ganar los kilos que con tanto trabajo habías perdido. Para evitar esto debes no solo ser cuidadoso con lo que comes, sino también con la cantidad.

1. Come por lo menos 6 o 7 veces al día

2. Nunca comas demasiado. Siempre debes dejar de comer justo antes de sentirte lleno por completo

3. Bebe mucha agua diariamente (Aproximadamente dos litros diarios)

4. No hagas ejercicios pesados, sino caminatas regulares de al menos 30 minutos todos los días (en total seis caminatas a la semana)

5. Consume alimentos orgánicos sin químicos ni conservantes (La mayoría de los alimentos envasados contiene muchas sustancias químicas tóxicas para el organismo)

6. Trata de comer tanta proteína de cada comida como te sea posible (pero sin olvidarte de la regla 2)

7. Evita los productos que contienen hidratos de carbono tales como las pastas, el arroz, las patatas y el pan, y comienza a suplantarlos por verduras frescas

No veas este tipo de dieta como un régimen bajo en carbohidratos, sino más bien como un estilo de vida que deberías estar siguiendo, ya que las comidas ricas en carbohidratos tienden a hacer que la gente engorde con facilidad. Olvídate de estar comiendo ensaladas todo el día, porque éstas no te dan la proteína que necesitas. La carne de pavo, la lubina y otros tipos de carne "blanca" son muy buenos para este propósito.

Sustituye los ingredientes ricos en carbohidratos con verduras siempre que te sea posible.

2. "Mata" los carbohidratos

Las dietas bajas en carbohidratos han existido desde hace mucho tiempo y todavía hay cierta controversia sobre si son seguras o no.

Antes de comenzar esta dieta debes entender que la misma podría ser bastante exigente con tu cuerpo, así que asegúrate de consultar a tu médico antes de someterte a ella. Las personas con trastornos renales no deben intentar este método. Las mismas precauciones se aplican a las mujeres embarazadas, así como a las personas que sufren diabetes.

Los fundamentos de una dieta baja en hidratos de carbono son comer alimentos ricos en proteínas para que el cuerpo no utilice los carbohidratos como la principal fuente de energía, sino más bien su propia grasa corporal.

Hay diferentes etapas en este tipo de dieta:

1. Inducción: Tu ingesta de carbohidratos debe ser inferior a 20 gramos por los primeros 14 días. Después de eso, tu cuerpo va a entrar en un estado de cetosis. Esto significa que tu cuerpo va a quemar su propia grasa porque está acostumbrado a conseguir la energía de los carbohidratos que antes consumías. Como ya no están disponibles, utilizará la grasa corporal para obtener energía en su lugar. Esta es una manera muy eficaz de quemar grasa.

2. A continuación, debe haber aumentado gradualmente la ingesta de hidratos de carbono en alrededor de 5 gramos al día. Vas a llegar a un estado en el que la cantidad total de hidratos de carbono es de alrededor de 30 a 90 gramos por día. Una vez que veas un aumento en el peso del cuerpo, hay que ir dejando de a 5 gramos por día, lo que equivale a un puñado de cacahuetes, una taza de fresas, etc. Conoce tu comida y ten cuidado al respecto.

Para informarte más, puedes revisar el Internet o ir a tu biblioteca local para obtener una lista de qué cantidad de carbohidratos tiene un alimento en particular.

También debes obtener algunas vitaminas, ya que al principio podrías sentirte drenado, ya que el estado de cetosis te prohíbe comer grandes cantidades de verduras frescas. El ejercicio también debe estar en tu menú diario, pero no como un duro entrenamiento. En su lugar, caminar o alguna otra actividad al aire libre será mucho más eficaz para esta causa. Una vez que dejes esta dieta, debes tener mucho cuidado con lo que comes y la cantidad, porque si no tienes cuidado, los kilos que lograste perder volverán muy rápidamente.

3. Cambiar esas calorías

Este es un método con el cual la gente ha tenido un tremendo éxito. Se trata de hacerle pensar a tu cerebro de que tu cuerpo ha conseguido una buena comida de tamaño saludable con muchas calorías. El resultado de esto es que vas a comenzar a quemar más calorías de las que has ingerido. Sin embargo, esto no se trata de contar calorías en absoluto. Y debido a que estás comiendo siguiendo ciertos patrones, tu cuerpo no se acostumbra a cualquier patrón único, por lo cual se ajusta mediante la reducción de tu metabolismo. Esto se traduce en capacidades eficaces para quemar grasa.

La mejor parte de esta dieta es que estarás comiendo de todos los campos de los alimentos que tu cuerpo necesita: verduras, frutas, carne, etc., por lo que es muy natural y vas a conseguir quemar grasa a un ritmo elevado. Sin embargo, tienes que ser muy estricto sobre la cantidad que estás comiendo. No debes exceder una cierta cantidad de un tipo de alimento en particular.

Al tener una gran variedad de comestibles para escoger, puedes elegir entre distintos tipos de alimentos una vez que encuentres algo atractivo y sabroso. A pesar de ello, es necesario tener primero una dieta balanceada a la que tu cuerpo ya esté acostumbrado. Por lo tanto, para que esto funcione, debes tener una dieta normal que comprenda alimentación saludable, como un desayuno regular, almuerzos saludables y una cena adecuada.

Así es como se sigue esta dieta:

Día 1: calorías altas (400 calorías)

Día 2: calorías altas (200 calorías)

Día 3: calorías bajas (-500 cal)

Día 4: calorías altas (100 calorías)

Día 5: calorías bajas (-400 cal)

...Y así sucesivamente. La variación es la clave, pues tu metabolismo piensa que vas a obtener una cantidad básica de energía, pero luego le das menos, lo que consigue que pierdas peso.

Con este método no debes comer más de 4 veces al día, y debes ser consciente de que hay ciertos tipos de alimentos que debes comer y otros de los cuales necesitas abstenerte.

Para llevar a cabo una dieta siguiendo este método, averigua las calorías de los diferentes alimentos y hazte una lista con aquellos que necesitas incorporar a tu dieta. Luego confecciona un plan de 10 días cambiando las calorías diarias. Debes hacer esa lista una vez y luego nunca volver a mirarla otra vez, pues si piensas sólo en la cantidad de calorías que has comido, te volverás loco, porque tendrás que estar siempre haciendo cálculos, todo el tiempo. Simplemente haz una lista de los alimentos y luego sólo tienes que seguir su plan. No compliques las cosas.

Comprométete con la dieta

Para que una dieta sea exitosa necesitas comprometerte con ella. Solamente con la actitud adecuada podrás alcanzar el éxito. Para prepararte a ti mismo necesitas saber en qué etapa te encuentras antes de poder pasar a la siguiente etapa de tu dieta. Puede que no sea algo obvio, pero es así.

La primera etapa es la de pre-contemplación. No te ves como a alguien con exceso de peso. No sientes ganas de cambiarte a ti mismo. Buscarás ayuda solamente bajo una gran presión. Pero entonces te resistirás a los cambios y te sentirás desmoralizado al pensar que tu situación no tiene remedio.

En segundo lugar está la contemplación. Aquí es donde reconoces que tienes un problema de sobrepeso y comienzas a pensar en una solución. Pero aún no estás dispuesto a llevar a cabo esa solución. Solamente vas a pensar acerca de ella, sabiendo qué acciones tienes que llevar a cabo pero nunca estás listo para realizarlas. Incluso a lo mejor aplaces el llevar a cabo la solución.

En tercer lugar está la preparación. Finalmente has decidido hacer algo con respecto a tu problema de sobrepeso. Has pasado de simplemente pensar en ello a pensar en una solución. También comenzarás a pensar en el futuro, donde te puedes ver más delgado y atractivo. Esta es una etapa en la que no estás completamente decidido. Todavía tienes dudas acerca de la solución, ya que esta requiere que cambies tu estilo de vida.

En cuarto lugar está la acción. Comienzas a tomar medidas serias y concisas para lograr perder peso. Comienzas a escoger los alimentos que comes y a hacer ejercicio al menos día de por medio. Es el primer paso para lograr tu objetivo.

El paso final es el mantenimiento. Necesitas mantener ese impulso que tenías en la etapa de la acción. Si en algún momento disminuye tu nivel de compromiso podrías retroceder hacia alguna de las etapas anteriores.

Es por esto que la última etapa es la más importante en

tu dieta, ya que necesitas mantener tu compromiso vigente por mucho tiempo. Existen varios métodos que puedes usar para mantenerte comprometido. Lo primero es hacer una lista de las razones por las que estás haciendo la dieta. Revisa la lista diariamente para que te recuerdes a ti mismo de todas tus metas. No te permitas tener pensamientos negativos. Palabras como "nunca" o "privarte" no deben de estar en tu vocabulario. En lugar de decir "nunca", simplemente vas a probar los postres "ocasionalmente." Asimismo la palabra "privarte" puede ser reemplazada por la palabra "preferir" ya que estás prefiriendo no probar los pasteles de chocolate.

Visualiza en tu mente a tu futura figura delgada haciendo todas las cosas que siempre has querido hacer. Esta visualización fortalecerá tu motivación a estar comprometido y a desear tu éxito. Realiza esta visualización diariamente, cuando te levantes y en cualquier momento durante el día en que sientas que tu compromiso se está debilitando.

Evalúa tu dieta y realiza los cambios necesarios

Cuando realizas una dieta saludable y equilibrada no te tienes que restringir a un solo tipo de régimen nutricional. Recuerda que estás en plena libertad de cambiar tu dieta en cualquier momento que lo desees.

Puede ser porque no te esté funcionando o porque sientes que no te puedes comprometer con ella. Pero habrá consecuencias si cambias tu dieta.

Lo primero es cómo aceptas la verdad acerca de ti mismo. Muchas personas realizarán la dieta hasta que hayan alcanzado el peso deseado y luego regresan a los viejos hábitos que tenían antes de comenzarla. Te darás cuenta de ello cuando comiences a sentir que tus pantalones te quedan ajustados y tienes que volver a usar tus pantalones viejos. Cuando esto sucede puedes ignorar la situación o puedes reconocer que tu problema ha regresado.

En segundo lugar tienes que plantearte cómo vas a realizar las comidas de tu dieta. ¿Las vas a seguir cuando estés en el trabajo o cuando estés de viaje?

Los amigos y la familia también influyen en tus planes de hacer dieta. Si estás rodeado de personas que padecen de sobrepeso, ¿cómo superarás esa influencia? Muchas veces su influencia puede tener un efecto positivo o negativo en tu dieta.

¿Te gustará la dieta que elijas? Estar a dieta en una cosa y que te guste la dieta que haces es otra totalmente diferente. Si sabes que no serás capaz de comprometerte a una dieta estricta, a lo mejor deberías de preguntarte qué está mal y por qué no la puedes llevar a cabo.

Algunas veces puede que cambies muchas veces tu régimen alimenticio, hasta que las personas comiencen a criticar tu esfuerzo. Cuando esto suceda tienes que estar preparado con antelación para responder de una manera activa o pasiva.

Las dietas algunas veces requerirán que tengas un cambio de ambiente. ¿Si esto sucede, estás dispuesto a llevar a cabo estos cambios además de los cambios en tu alimentación?

Tienes que empezar a ponerle atención a los restaurantes de tu localidad cuando vayas a cambiar de dieta. No vas a cocinar siempre en tu casa. Así que cuando vayas a estos restaurantes ¿podrás comer algo que se ajuste a tu nueva dieta?

Cuando vayas a comenzar una dieta es importante que la conviertas en un hábito. Pero cuando cambias de dieta puede que también tengas que cambiar de hábitos. Algunas veces podrás realizar algunos ajustes a tus hábitos actuales para que se ajusten a la nueva dieta que estás siguiendo.

La última pregunta que te tienes que hacer es acerca de tu cocina. Ya que deseas ser capaz de controlar tu dieta, la manera más fácil de hacerlo es cocinarte tus propios alimentos. Así que cuando cambies tu dieta necesitas tomar en cuenta la condición actual de tu cocina. ¿Qué sucederá con la comida que tienes guardada? ¿Tienes todos los electrodomésticos que necesitas para que tu dieta pueda funcionar?

Consejos prácticos para conseguir alimentos sanos

Planifica y ahorra. Si haces un plan de alimentación para toda tu semana, y le sumas a eso una lista de compras, estarás preparado para cuando vayas a conseguir los alimentos. Ahorrarás tiempo y dinero.

Agrega más frutas y verduras a tu plan diario de comidas. Como vimos en el Plato para Comer Saludable, deberías llenar la mitad de tu plato diario con frutas y verduras. La buena noticia es que puedes conseguir entre 5 a 9 porciones de frutas y verduras al día por aproximadamente el costo de un viaje en autobús en la mayoría de las ciudades del mundo.

Recuerda agregar frijoles y lentejas a tu plan de comidas en lugar de carne para dos o más cenas a la semana. De esta manera estarás consumiendo un montón de proteínas por mucho menos dinero.

Evita los alimentos procesados como pizza congelada, galletas y refrescos. Por lo general cuestan más que los alimentos frescos y saludables. Los alimentos enlatados son convenientes, pero siempre procura comer algo fresco o congelado para no exponerte tanto a los productos químicos tóxicos.

Antes de salir de compras

En casa: cocina y congela los alimentos. De esta forma no tendrás que cocinar cuando no tengas ganas o te falte tiempo. Ahorrarás dinero si comes en tu casa en vez de salir tan frecuentemente a comer afuera. Si almacenas los alimentos correctamente, desecharás menos.

Anímate a cultivar tu propia huerta. Puedes conseguir las semillas en cualquier tienda especializada y con muy poco presupuesto. Tampoco necesitas tener un patio trasero, basta con algunas macetas (que también puedes hacer cortando algunas botellas de plástico de esas bebidas carbonatadas que ya no consumes), una ventana a la que le dé el sol en algún momento del día y un poco de tierra fértil. Los jardines comunitarios son gratis, no olvides de buscar uno en tu ciudad. Para empezar podrías intentar con tomates cherry y algún tipo de lechuga.

En la tienda

Almacena para ahorrar dinero. Los alimentos que duran mucho tiempo son el arroz, los frijoles, el aceite de cocina y los alimentos congelados. Compra algunos adicionales cuando estén en oferta. Comprueba los precios unitarios, los paquetes más grandes suelen ser más baratos. Puedes también comprar las cajas o bolsas al por mayor si tu tienda ofrece esa opción.

Aprovecha las ofertas de verduras y frutas de estación. Puedes luego congelarlas para disfrutarlas en otro momento. También puedes cortar y congelar la fruta fresca cuando está demasiado madura. Utilízala en batidos, postres de avena o yogurt.

Compara las etiquetas. Los alimentos más saludables por lo general tienen menos grasa saturada, grasas trans, sal (sodio) y azúcar. No te dejes engañar. En cuanto al arroz y algunos granos, lee bien la etiqueta y asegúrate de que la palabra "integral" sea el primer ingrediente de la lista. "Multi-grano" o "entero" no es suficiente. Solo porque se ve de color marrón no quiere decir que es de grano entero.

7
¿Comer todo lo que quieras?

Perder peso siempre está condicionado a comer menos. Esto es porque necesitas tener calorías en negativo al final del día. Esto se calcula computando el total de calorías que consumes en un día y restándole la cantidad de calorías que quemas. A pesar de que la cantidad de calorías que una persona quema puede variar, en términos generales una persona puede quemar 2000 calorías diarias solamente para sobrevivir. Esto significa que el organismo se mantiene en funcionamiento, el cerebro está trabajado y estás respirando.

Así que para tener menos de 2000 calorías diarias tienes que reducir tu consumo de alimentos. Esto es para que puedas consumir menos calorías diarias. Puede que pienses que la única manera de lograrlo es comiendo menos. Esta idea funciona, pero en la actualidad se considera pasada de moda. Existen nuevas dietas que te permiten comer todo lo que quieras, manteniendo tu estómago lleno pero aun así llevando un control de las calorías. Esto es en realidad consumirte a ti mismo para conseguir una figura más esbelta.

Buenos nutrientes, malos nutrientes

Los alimentos que ingerimos son digeridos. Los nutrientes beneficiosos serán absorbidos, el resto serán desechados. Incluso en el caso de los nutrientes beneficiosos querrás consumir menos de ellos cuando estés a dieta. Los carbohidratos y las grasas son los dos nutrientes principales que vas a querer evitar. Los carbohidratos son una de las principales fuentes de energía. Estos se descompondrán en glucosa y serán absorbidos como alimento por las células. Si introduces demasiados carbohidratos a la vez en tu organismo, tendrás un aumento en la insulina, y si este efecto se prolonga puede provocar la famosa y tan temida diabetes.

A pesar del concepto que tiene la sociedad acerca de la grasa, esta tiene un papel importante dentro de tu organismo. No solamente es una de las fuentes principales de energía, sino que también ayuda a la absorción de las vitaminas A, D, E y K. Sin la grasa no podrías recibir estas vitaminas del todo. Si eres un adolescente que está en desarrollo no es recomendable que prescindas completamente de los alimentos que contienen grasa a menos que tu doctor te lo recomiende.

Apuesto a que estás pensando cómo vas a lograr adelgazar si tu cuerpo necesita de esas grasas y carbohidratos pero tu dieta requiere que disminuyas su consumo. La respuesta está en los alimentos que elijas. Incluso dentro de los carbohidratos y las grasas existen las del tipo bueno y las del tipo malo. Así que por supuesto, tenemos que controlar nuestro consumo de los nutrientes buenos y evitar los malos.

Los carbohidratos buenos

Los carbohidratos naturales se encuentran en la mayoría de los alimentos que son naturales, tales como la avena, las papas y el trigo integral. Estos alimentos se encuentran todavía en su estado natural y no han sido procesados duramente por máquinas o personas. Los alimentos que contienen carbohidratos naturales también tienen mucha fibra, lo que te proporciona mucha energía por un largo periodo de tiempo. Esto a su vez te da la sensación de estar lleno durante más tiempo. Los alimentos altos en fibra también ayudan a reducir el colesterol. Los carbohidratos naturales están clasificados como nivel bajo en el índice glucémico. Los carbohidratos naturales liberan poca glucosa, lo que es importante para los diabéticos.

Los carbohidratos malos

Los carbohidratos malos se pueden encontrar en los alimentos procesados. En la mayoría de los casos la mayor parte de los nutrientes son eliminados y se le agregan colorantes, conservantes y saborizantes. Son populares para todo el mundo porque vienen en un empaque llamativo y tienen mucho sabor. A cambio son difíciles de digerir y causan un aumento en la glucosa cuando son digeridos. No te beneficias mucho cuando consumes estos alimentos porque únicamente tienen carbohidratos malos. Las personas sienten que tiene más energía después de probarlos, pero esto es algo puramente temporal. Para seguir sintiéndose con energía hay que consumir más, lo que provoca que se consuman más calorías.

Las grasas buenas

Al igual que los carbohidratos, también hay grasas buenas y grasas malas. Las grasas buenas son las grasas mono insaturadas y las poli insaturadas. Las grasas mono insaturadas tienen un nivel bajo de colesterol total y colesterol LDL, que se va adhiriendo y obstruye tus arterias, al tiempo que son altas en colesterol HDL, el cual lleva el colesterol de las paredes de las arterias hasta el hígado para que sea desechado. El aceite de oliva y la mayoría de las nueces tienen un alto contenido de grasas mono insaturadas.

Las grasas poli insaturadas también tienen un nivel bajo de colesterol total y de colesterol LDL. A esta categoría pertenecen los famosos ácidos grasos Omega-3. Nosotros no podemos producir Omega-3, de manera que tenemos que ingerirlo para poderlo recibir. Alimentos como el salmón, el aceite de canola y la linaza poseen mucha grasa poli insaturada.

Las grasas malas

La grasa mala está dividida en dos categorías, grasa saturada y grasas trans. La grasa saturada mayormente se encuentra en los productos animales tales como la carne, los huevos, la leche y los mariscos. Estas grasas se mantienen sólidas a temperatura ambiente. Tienen un nivel alto de colesterol total y de colesterol LDL.

Las grasas trans son las peores de todas las grasas. Las grasas trans son grasas que pasaron por un proceso de hidrogenación, donde el aceite líquido de vegetal se convierte en grasa sólida. Esto se realiza con el fin de que los productores puedan preparar alimentos que tengan una vida útil más larga. No solamente tienen la mayor cantidad de colesterol total y de colesterol LDL, sino que las grasas trans también disminuyen el colesterol HDL. Los alimentos procesados como la margarina tienen un alto contenido de grasas trans.

Ahora que tienes un mejor entendimiento de lo que son los carbohidratos y las grasas, puedes comenzar a modificar tus hábitos alimenticios con respecto a ellos. Todo lo que necesitas hacer es tomar nota de cuáles de los alimentos que actualmente ingieres contienen malos carbohidratos y grasas, de manera que puedas reemplazarlos con alimentos que sean altos en buenos carbohidratos y grasas. Yo te guiaré a través de ello de manera que puedas entender mejor cuáles alimentos tienes que evitar o ingerir en menor cantidad, al tiempo que comes sin preocupación alimentos más beneficiosos.

Dar el primer paso

Otro problema con el cual te puedes encontrar a la hora de cambiar tus comidas diarias es que no sepas cómo prepararlas. Cualquiera puede aprender a hacer una ensalada o un pan, pero prepararlos de una manera saludable y baja en calorías es otra historia. He incluido unas cuantas recetas que puedes preparar para tener un buen comienzo con tu dieta. No te restrinjas a una fuente general de alimentos para tu dieta. A pesar de que se recomienda consumir una gran cantidad de frutas y vegetales, esto no quiere decir que todo el año tienes que comer ensalada. Puedes usarlos para preparar platos variados tales como un salteado de vegetales, sopas o preparar postres.

Esta es una lista general de alimentos que contienen carbohidratos malos:

* Pasta blanca
* Arroz blanco
* Pan blanco
* Avena instantánea
* Jugos de frutas
* Rosquillas saladas
* Donas
* Magdalenas
* Dulces y caramelos
* Cereales procesados para el desayuno

Estos son alimentos que deberías de evitar o por lo menos no ingerir de forma regular. Una de las maneras más simples para saber qué alimentos tienen carbohidratos malos es saber si son procesados o no. Si lo son, entonces usualmente tienen un nivel alto de malos carbohidratos.

Los buenos alimentos que puedes comer en forma regular son:

* Cualquier tipo de frutas o vegetales
* Avena
* Arroz integral
* Papas
* Productos de trigo
* Cereales integrales
* Cereales para desayuno altos en fibra
* Sémola
* Muesli
* Yuca
* Maíz
* Amaranto
* Frijoles blancos
* Cebada entera
* Trigo / pasta de trigo

De manera que si reemplazas tu consumo diario de malos carbohidratos por carbohidratos nuevos, podrás comer más sin aumentar de peso. También te sentirás satisfecho durante más tiempo, reprimiendo tu necesidad de comer excesivamente. Las dietas por lo general incluyen recetas bajas en carbohidratos, así que incluso rebajarías más si los sustituyes por los carbohidratos contenidos en la lista de carbohidratos buenos.

Sustituye, sustituye, sustituye

Con respecto a la grasa, es más difícil encontrarle un sustituto. Como principio, mantente alejado de alimentos que contengan grasas trans o grasas saturadas. Las grasas trans están presentes en la mayoría de los productos que se encuentran en los anaqueles de los supermercados, ya que son alimentos procesados. Lee primero las etiquetas antes de realizar cualquier compra. Si te encuentras con algún alimento que se vea grasoso o que tenga una vida útil prolongada, es mejor averiguar si se utilizaron grasas trans en su preparación. Con respecto a las grasas saturadas, estas provienen principalmente de los productos animales. Así que consume menos productos lácteos o carne durante tu dieta. Si vas a consumir algún lácteo, procura que sea del que tiene poca grasa, descremado o del que no tiene grasa del todo, como el yogurt natural bajo en grasa. Con respecto a la carne, busca los cortes magros, ya que son los que tienen menos cantidad de grasa.

Cuando cocines puedes usar el aceite de la siguiente lista:

* Aceite de canola
* Aceite de semillas de lino
* Aceite de cacahuate
* Margarina suave no hidrogenada
* Aceite de cártamo
* Aceite de girasol
* Aceite de maíz

Estos aceites contienen en forma natural grasas mono insaturadas y poca cantidad de grasa saturada. Para obtener más grasa poli insaturada puedes comer más pescado, por ejemplo salmón, o tomar suplementos.

Ahora que ya sabes qué principales grupos de alimentos tienes que evitar o sustituir, puedes seguir adelante hacia otra categoría de alimentos que te ayudarán a sentirte satisfecho, que son bajos en calorías y al mismo tiempo son saludables.

No te olvides de descansar

En primer lugar, una de las dietas más fáciles que puedes hacer es comer más frutas y vegetales crudos. Son bajos en calorías y duros de digerir de manera que vas a quemar más calorías de las que recibes de ellos. Por lo tanto, si los conviertes en tus alimentos dietéticos principales, con toda seguridad verás los resultados de tu dieta en pocos meses. Asimismo tu cuerpo quemará más calorías si ingieres una comida que consiste en su mayoría de frutas y vegetales, comparado a que si los consumes solamente como un complemento a tu comida.

Como se mencionó anteriormente, los pescados tales como el salmón contienen una gran cantidad de Omega-3. Al mismo tiempo contienen unas hormonas llamadas Leptina. Ellas hacen que tu organismo esté más activo y pueda quemar más grasa de lo habitual. Esto es beneficioso para las personas que tienen un extraño desorden genético que hace que no produzcan suficiente Leptina. El pescado también es rico en proteínas. Es un buen sustituto de los carbohidratos cuando tu organismo necesita glucosa.

Otro método en el cual de seguro no has pensado es agregarle especias picantes a tus alimentos. Estas especias, tales como la pimienta cayena, los pimientos y la mostaza, lo que hacen es aumentar tu metalismo para quemar grasa por unas cuantas horas. La comida picante también puede disminuir tu apetito al aumentar los niveles de adrenalina y noradrenalina de tu organismo. El ajo por sí mismo es un fuerte diurético que ayuda a tu organismo a expulsar el exceso de agua que haya en tu cuerpo.

Otro alimento al que puedes recurrir para perder peso es aquel que contenga almidón resistente, como por ejemplo el banano, las papas y la avena. Tienen un alto contenido de fibra que evita que tu cuerpo almacene mucha grasa.

Luchando contra la ansiedad

Entre una comida y otra algunas veces te sentirás hambriento. Algunas dietas te dirán que no tienes que ceder ante estos impulsos, pero yo te digo que está bien que comas algo. Si vas a comer algo entre comidas, pues que sea bajo en calorías, de esta manera no tienes nada que perder. Las dos cosas que puedes ingerir son fibra y agua. El sentir hambre no quiere decir que tienes hambre sino que en realidad tienes sed. Así que bebe un vaso de agua y espera un poco. Si después de eso sigues con hambre puedes comer vegetales crudos o una ensalada. Estos alimentos están llenos de fibra y agua, así que te harán sentir satisfecho hasta que llegue el momento de comer de nuevo. Lo que siempre recomiendo en estos casos es consumir alimentos como las manzanas o el apio.

Las tentaciones van y vienen. Si no pudiste evitar la más reciente, hay algo que puedes hacer para prepararte antes de comerte ese pastel de chocolate. Primero, cómete un tazón de ensalada o un poco de fruta y bebe dos vasos de agua. Esto es para llenar tu estómago de manera que te sientas satisfecho más rápido y no te quede mucho espacio en el estómago para comerte la comida chatarra. Entre más satisfecho te sientas, comerás menos cantidad de comida chatarra.

Modales, incluso cuando estás a dieta

No olvides los modales cuando estés comiendo. Siéntate a la mesa con las demás personas y usa los cubiertos. Ellos te ayudan a que limites la cantidad de alimentos que introduces en tu boca. Esto es para que puedas masticarlos adecuadamente antes de tragártelos, lo que ayuda a la pre-digestión. Si usas tu mano para comer es muy probable que vayas a llenas tu boca más de lo que deberías y que no vayas a masticar los alimentos adecuadamente. Detente cuando te sientas satisfecho y no cuando estés completamente lleno. Satisfecho aquí significa que sabes que has comido lo suficiente y lo puedes sentir. Completamente lleno es cuando has llenado por completo tu estómago y no puedes comer nada más. Si no puedes parar de comer cuando piensas que ya comiste suficiente, bebe mucha agua, la cual llenará los espacios y te hará sentir completamente lleno.

Si sientes sed durante una comida o en cualquier momento durante el día, hay dos cosas que tengo que decirte. En primer lugar las sopas hechas a base de consomés son saludables. Son relativamente bajas en calorías, aplacan un poco tu sed y llenan tu estómago. No bebas ningún tipo de bebidas que tengan carbohidratos, como las gaseosas, en lugar de ello consume bebidas naturales como té de limón o agua pura. Un poco de cafeína acelerará tu metabolismo y quemarás más calorías, pero si la consumes en exceso te causará problemas para tu salud.

Extiende tus comidas durante todo el día. Si ingieres una comida pequeña de 100-200 calorías cada 4-6 horas, tu cuerpo estará constantemente quemando esas calorías de manera que tu metabolismo siempre estará funcionando. De esta manera quemarás más calorías en un día que si hicieras tres grandes comidas en el día. Todavía mejor si mantienes una dieta que sea alta en fibra.

Diario sin secretos

Anota tus comidas, cada alimento que ingrese en tu boca, independientemente de que sea comida chatarra o saludable. También anota las horas a las que comes. De esta manera al finalizar el día podrás hacer unas cuantas cosas con eso. Lo primero es hacer un repaso y sumar las calorías. Puedes darte cuenta si lo que comes no llega al total de 2000 calorías diarias. Si consumes más de 3000 al día entonces tienes que ajustar tu dieta aún más. También puedes ver cuándo es que te sientes con más hambre y cómo tu cuerpo se está ajustando. Probablemente notarás que durante la primera semana no puedes evitar comer bocadillos entre cada comida, pero más adelante esto sucederá con menor frecuencia. Esto te demuestra que estás haciendo un esfuerzo y que tu cuerpo se está ajustando a la dieta.

Cuando te estés quedando sin suministros y necesites ir de compras, hay unas pocas cosas que necesitas hacer antes de montarte en el carro e ir al supermercado. Haz una lista de las cosas que necesitas y solamente compra aquellas cosas que sean necesarias. Asegúrate de que los alimentos que compras son saludables y que van de la mano con tu dieta. Descarta el resto. Si tus familiares o amigos te están pidiendo que los compres, intenta influenciarlos para que coman bocadillos saludables. Tu éxito puede ser un camino que ellos pueden seguir. Tampoco vayas de compras con el estómago vacío. Si vas con hambre, tu estómago brincará cada vez que veas algún alimento que sabes que no es saludable. Esto puede hacer que caigas preso de tus antojos y que compres más de lo que deberías.

Nunca te saltes este paso

El último paso que tienes que realizar para completar el proceso de comer para adelgazar es hacer ejercicio. La mayoría de las personas lo detestan y siempre encuentran algún pretexto para no hacer ejercicio. Pero yo te voy a dar una lista de razones por las que lo tienes que hacer sí o sí. En primer lugar te ayuda a perder peso. Tu cuerpo solamente necesita 2000 calorías diarias para sobrevivir, de manera que el ejercicio ayuda a aumentar la cantidad de calorías que se necesitan. Entre más cantidad se usen al final del día, más rápido perderás peso. Evidentemente preferirás ver resultados en los primeros seis meses en vez de un año. Otra razón es para mantener tu metabolismo activo, lo que significa o equivale a que éste quema más calorías.

La mayoría de las personas evitan este último paso porque no están acostumbradas a hacerlo, lo cual es cierto. Algo que puedes hacer es realizar un ejercicio ligero junto con tu dieta. Úsalo como una razón para dejar de pensar en correr hasta la panadería más cercana para comprarte algún pan dulce lleno de azúcar. Al ocupar tu mente en algo diferente, esta no tiene tiempo pensar en la comida. Empieza despacio, haciendo cinco minutos diarios de ejercicio, la siguiente semana puedes aumentarlo a diez minutos, la siguiente a veinte y luego a treinta minutos. Después de unos pocos meses podrás hacer dos horas de ejercicio sin necesidad de tomar un descanso.

8
Recetas para bajar de peso

A continuación comparto contigo varias recetas saludables que te ayudarán si de verdad deseas bajar de peso. Encontrarás una variedad de sopas, ensaladas, platos principales, cenas livianas y postres.

Sopa de tomate y espinaca

Una sencilla sopa de espinaca con tomate.

Ingredientes:

* Una lata de jugo de tomates
* Una lata de tomates partidos

* Tres onzas (aprox. 85 gramos) de espinaca fresca picada
* Una taza de zanahorias picadas finamente
* Media taza de apio picado
* Dos dientes de ajo picados finamente
* Dos cucharadas de aceite de oliva
* Un cuarto de taza de albahaca picada
* Una cucharada de tomillo seco
* Una cucharada de orégano seco
* Dos tazas de consomé de vegetales bajo en sodio y sin grasa
* Una cucharada de vinagre balsámico
* Pimienta negra molida

Preparación:

Primero calienta el aceite en la olla y agrégale el ajo, el apio y la cebolla. Saltéalos hasta que estén suaves. Después de eso rocíales encima el orégano y el tomillo. Agrega el jugo de tomates y los tomates partidos junto con el consomé de vegetales. También agrega las espinacas y la albahaca. Revuelve hasta que se hayan cocinado. Déjalo que hierva, disminuye la temperatura y déjalo hervir a fuego lento durante veinte minutos. Después agrégale el vinagre balsámico y condiméntalo con la pimienta negra.

*****

Sopa de coliflor

Esta sopa de coliflor, como los otros vegetales de su

familia, es una excelente base para cualquier sopa que desees consumir.

Ingredientes:

* Una papa mediana, cortada en trozos de una pulgada
* Una coliflor mediana, recortada en pedazos pequeños
* Una rama de apio rebanado finamente
* Dos dientes de ajo partidos
* Una cebolla mediana cortada finamente
* Una cucharada de tomillo seco
* Dos cucharadas de aceite de oliva de canola
* Un cuarto de taza de perejil fresco picado
* Cuatro tazas de caldo sin grasa y bajo en sodio
* Pimienta negra molida

Preparación:

Calienta en una olla el aceite. Agrégale el ajo, el apio y las cebollas, saltéalas y cocínalas hasta que estén suaves, lo que por lo general tarda unos cinco minutos. Esparce el tomillo sobre los vegetales. Agrega la papa, la coliflor y posteriormente el caldo. Deja que la mezcla hierva antes de disminuir la temperatura. Agrégale el perejil y revuelve. Tapa la olla y déjalo a fuego lento hasta que la papa y la coliflor se hayan suavizado, lo que tarda alrededor de treinta minutos.

*****

Sopa de brócoli

Esta sopa de brócoli es baja en grasas y al mismo

tiempo es muy sustanciosa. Puedes darle más cuerpo si le agregas una papa y leche descremada.

Ingredientes:

* Media cebolla picada finamente
* Una rama de apio finamente picado
* Una papa mediana, pelada y cortada en cubos
* Cuatro tazas de brócoli y sus tallos picados
* Dos cucharadas de aceite de oliva
* Una taza y media de leche baja en grasa o leche descremada
* Dos tazas de consomé de vegetales o de pollo, sin grasa y bajo en sodio

Preparación:

Vierte el aceite en una olla y caliéntalo. Agrégale el apio y las cebollas y saltéalas durante unos minutos hasta que las cebollas se hayan suavizado. Una vez que estén listas agrégale el brócoli y sus tallos, luego la leche y el consomé. Deja hervir la mezcla. Baja la temperatura, tapa la olla y déjala a fuego lento por veinte minutos para que se suavicen los vegetales. Apaga el fuego y deja que la mezcla se enfríe. Vierte la mezcla en una licuadora y licúa hasta que quede sin grumos. Viértela de nuevo en la olla y caliéntala antes de servirla.

*****

Sopa de tomate y zanahorias

Una sopa de zanahorias con tomates mezclada con

zucchini.

Ingredientes:

* Cuatro zanahorias medianas, peladas y cortadas.
* Dos dientes de ajo picados finamente
* Una cebolla mediana picada finamente
* Un zucchini mediano cortado por la mitad hacia lo largo y rebanado
* 14.5 onzas (aprox. 400 gramos) de tomates partidos enlatados, con su jugo
* Una cucharada de culantro seco
* Una taza de culantro fresco partido
* Tres tazas de consomé de pollo bajo en sodio y libre de grasa

Preparación

En una olla a fuego medio pon a calentar dos cucharadas de aceite de canola. Agrégale el ajo y las cebollas y saltéalas hasta que estén suaves. Después le agregas el culantro y lo mezclas bien. Sigues con el zuchinni y las zanahorias, después con el caldo y los tomates enlatados. Continúa mezclando hasta que hierva. Baja la temperatura, tapa la olla y déjala a fuego lento por unos veinte minutos. Agrégale el culantro fresco, mezcla y deja a fuego lento por otros cinco minutos. Pasa la mezcla a la licuadora y licúala hasta que quede sin grumos.

*****

Sopa de peras con calabaza

Esta es una sopa ligeramente dulce con un toque de picante. Una buena sopa que se puede tomar durante las frías temporadas de otoño e invierno.

Ingredientes:

* Una libra (aprox. 450 gramos) de calabaza, cortada en trozos de una pulgada
* Dos peras medianas, peladas, sin el centro y cortadas en trozos de una pulgada
* Dos cucharadas de aceite de oliva
* Una taza de cebolla finamente picada
* Una cucharada de polvo de curry
* Tres tazas y media de consomé de pollo bajo en sodio y libre de grasa

Preparación:

Pon a calentar el aceite y agrega las cebollas. Saltéalas hasta que estén suaves. Agrega el polvo de curry y saltéalo con las cebollas durante un minuto. Agrega los trozos de pera y calabaza y saltéalas por cuatro minutos. Agrega el consomé de pollo y pon a hervir la mezcla. Después de eso bájale la temperatura, ponle la tapa a la olla y déjala a fuego lento hasta que las peras y las calabazas se hayan suavizado, aproximadamente veinte minutos. Vierte la mezcla en una licuadora y licúala hasta que quede sin grumos.

*****

Ensalada de pepinos y melón

Una ensalada muy original hecha de pepinos y melón, junto a otros ingredientes muy sencillos y fáciles de conseguir.

Ingredientes:

* Un melón picado en trozos grandes
* La mitad de un pepino grande, pelado y picado en trozos grandes
* Tres cebollines rebanados finamente
* Un cuarto de taza de jugo de limón
* Un cuarto de taza de hojas de culantro picadas
* Sal y pimienta

Preparación:

Toma un tazón pequeño y mezcla la sal, la pimienta y el jugo de limón. Déjalo a un lado. Toma otro tazón y agrega el culantro, los cebollines, el pepino y el melón. Poco a poco ve agregando la mezcla del jugo de limón y mézclalo todo.

*****

Ensalada de atún

Una ligera ensalada de atún que se puede preparar rápidamente.

Ingredientes:

* Ocho tazas de lechuga romana picada

* Dos tomates medianos en cubos
* Dos latas pequeñas de atún en trozos escurrido
* Media taza de aceitunas verdes rellenas, rebanadas
* Un cuarto de taza de jugo de limón
* Media cucharadita de ajo y sal
* Tres cucharaditas de aceite de oliva extra virgen
* Pimienta

Preparación:

Mezcla el aceite, el jugo de limón, la sal y la pimienta en un tazón. Luego agrega la lechuga romana, las aceitunas y los tomates. Sacude la mezcla para que todo quede impregnado. Por último agrega el atún y sacude la mezcla de nuevo.

*****

Salmón a la barbacoa con mayonesa de hierbas

Es un pescado saludable cubierto con una mayonesa baja en calorías para mantenerlo jugoso.

Ingredientes:

* Un filete de salmón, preferiblemente que pese entre una a dos libras (de 400 a 900 gramos)
* Dos cucharadas de jugo de limón
* Un tercio de taza de mayonesa liviana
* Un cuarto de cucharadita de hierbas al gusto
* Pimienta negra molida gruesa y sal gruesa

Preparación:

Pon a calentar la parrilla de tu asador. Lava el filete de salmón y sécalo con una toalla de papel. Coloca el salmón con la piel hacia abajo en un trozo de papel de aluminio. Toma un tazón pequeño y bate en él la mayonesa y las hierbas hasta que esté con una contextura consistente. Espárcelo encima del salmón. Después rocíalo con un poco de sal y pimienta.

Pon el salmón con todo y el papel aluminio en la parrilla. Pon la tapa pero abre las rejillas de ventilación. Cocínalo por aproximadamente diez minutos hasta que el salmón esté un poco opaco en su parte más gruesa. Retira el salmón y ya está listo para servir.

*****

Hamburguesa de salmón

Una sabrosa hamburguesa de salmón aderezada con salsa de crema de limón.

Ingredientes:

* Una lata pequeña de salmón, desmenuzado y escurrido
* Media taza de cebolla picada
* Tres cuartos de taza de miga de pan
* Dos claras de huevo ligeramente batidas
* Una cucharada de mantequilla
* Sal y pimienta

Salsa de crema de limón:

* Una cucharada de cáscara de limón rallada
* Una taza de crema agria sin grasa
* Dos cucharadas de jugo fresco de limón
* Media cucharada de azúcar granulada
* Gajos de limón

Preparación:

Primero prepara la salsa de limón. Toma un tazón y agrega el jugo de limón, la ralladura de limón, el azúcar y la crema agria. Revuélvelos hasta que queden bien mezclados. Toma otro tazón y mezcla en él el salmón, la cebolla, las claras de huevo, las migas de pan, la sal y la pimienta. Haz seis tortas con la mezcla. Pon a calentar el sartén a temperatura media y derrite la mantequilla. Cocina las tortas de salmón hasta que estén oscuras en ambos lados. Cuando estén listas sírvelas en el plato. Cúbrelas con la crema de limón y adórnalo con los gajos de limón y sírvelas.

*****

Filete de atún con albaricoque

Un excelente plato de atún con sus aceites nutricionales acompañado de albaricoques (también conocidos como duraznos o melocotones en otros países) y tomates.

Ingredientes:

* Un filete de atún, de aproximadamente 150 gramos de peso

* Ocho albaricoques deshidratados
* Un tomate mediano
* Media cebolla roja mediana
* Una cucharada de vinagre balsámico
* Una cucharada de coñac
* Dos cucharadas de aceite de oliva extra virgen
* Unas hojas de lechuga
* Media cucharadita de tomillo seco
* Pimienta molida

Preparación:

Pica finamente la mitad del tomate y de los albaricoques deshidratados. Ponlos en una licuadora con el vinagre, el aceite de oliva, el tomillo y bastante pimienta. Licúa bien los ingredientes. Usa la mezcla para marinar el atún por treinta minutos. Si planeas marinarlo por más tiempo entonces mantenlo en la nevera y sácalo aproximadamente treinta minutos antes de cocinarlo.

Cuando el atún esté bien marinado, rebana las cebollas en tiras y fríelas ligeramente por dos minutos. Pica el resto del tomate y fríelo con las cebollas y el resto de los albaricoques. Colócalos en las hojas de lechuga.

Fríe el pescado marinado en el mismo sartén que usaste para cocinar el tomate y los albaricoques. Cocina cada lado por tres minutos y ya está listo para servir.

*****

Pasta de ratatouille de vegetales

Un saludable platillo italiano servido con pasta.

Ingredientes:

* Una berenjena grande
* Un pimiento verde
* Una cebolla morada
* Dos zuchinnis medianos
* Un cuarto de botella de vino rojo
* Una cucharadita de tomillo seco
* Dos hojas de laurel
* Tres dientes de ajo majados
* Una lata de tomates en trozos
* Dos cucharadas de vinagre balsámico
* Pimienta

Preparación:

Pica la berenjena, el zuchinni, la cebolla y el pimiento verde en trozos de una pulgada. Fríe las cebollas por unos minutos con un poco de aceite de oliva. Agrega el resto de los vegetales con el ajo y fríelos por unos minutos. Agrega el tomillo junto con el vino y lentamente bátelo a fuego lento. Agrega los tomates y coloca encima las hojas de laurel. Tapa el sartén y déjalo a fuego lento por unos cuarenta y cinco minutos. De vez en cuando revuelve la mezcla. Diez minutos antes de servir agrega el vinagre balsámico. Sírvelo con unos 60 gramos de pasta y rocía un poco de queso parmesano.

Pollo a la mostaza

Este un plato muy sencillo y rápido, con su ingrediente principal el pollo, adobado con mostaza.

Ingredientes:

* Dos cucharadas de mostaza
* Cuatro pechugas de pollo cortadas a la mitad, deshuesadas y sin piel
* Media taza de yogurt natural descremado
* Un cuarto de taza de migas de pan

Preparación:

Precalienta el horno a 350°F (175°C). Cubre el plato donde se va a hornear el pollo con aceite vegetal en spray. En un tazón pequeño mezcla bien la mostaza y el yogurt. Frota la mezcla en ambos lados de la pechuga. Rocía ambos lados de las pechugas con las migas de pan y dales unas palmaditas para que queden bien adheridas. Colócalas en el plato para hornear, cúbrelas y métalas al horno. Hornéalas por alrededor de veinticinco minutos. Durante los últimos diez minutos quita la tapa de manera que las pechugas puedan dorarse un poco. Retíralas del horno y sírvelas inmediatamente.

*****

Estofado de res al vino tinto

Este estofado te hará entrar en calor durante esas

noches frías de invierno.

Ingredientes:

* 450 gramos de carne de res sin grasa
* Siete tallos de apio
* Cuatro zanahorias
* Cinco dientes de ajo
* Dos cucharadas de vinagre balsámico
* Media botella de vino tinto
* Un cubito de consomé
* Un poco de albahaca fresca
* Sal y pimienta

Preparación:

Pela las zanahorias y córtalas en trozos de una pulgada de largo junto con el apio. Pica el ajo en rodajas delgadas. Corta la carne en trozos de una pulgada y quita toda la grasa que veas. Toma una olla y ponla a calentar con la temperatura bien alta, agrega una cucharada de aceite de girasol. Cocina la carne por alrededor de treinta segundos y luego agrega la zanahoria, el ajo y el apio. Déjalos que se cocinen durante un minuto. Agrega la albahaca, el vinagre, la sal y la pimienta. Disuelve el cubito de consomé en la olla. Baja la temperatura a lo mínimo y tapa la olla. Déjalo que se cocine por lo menos una hora y media a dos horas. Después de eso estará listo para ser servido.

*****

Salteado de pollo y vegetales

Un sencillo plato de pollo con vegetales para tu dieta diaria.

Ingredientes:

* Dos pechugas de pollo, cada una de aproximadamente 150 gramos
* 100 gramos de brócoli
* 100 gramos de elotes dulces miniatura
* Dos zanahorias medianas
* Un puñado de cebollines
* 34 gramos de jengibre
* Una cucharada de aceite de oliva
* Cuatro bloques de fideos de huevo
* Un tarro de salsa de frijoles negros

Preparación:

Hierve un poco de agua y agrega los fideos. Déjalos que hiervan por unos cuatro minutos hasta que los fideos estén listos. Escúrrelos y mantenlos calientes. Rebana la pechuga en trozos de una pulgada. Corta el brócoli en flores. Pela el jengibre y las zanahorias y córtalos en tiritas. Recorta los cebollines y rebánalos diagonalmente. Toma otra olla con agua y pon a hervir el maíz dulce y el brócoli por dos minutos. Escúrrelos. En un sartén con aceite agrega el pollo y cocínalo por unos ocho minutos. Pon las pechugas en un plato y mantenlas calientes. Agrega de nuevo aceite en el sartén y agrega los cebollines, el jengibre y las zanahorias.

Cocínalas por dos minutos y agrega el brócoli y el maíz dulce, continúa cocinando la mezcla por dos minutos más. Agrega el pollo, la salsa de frijoles negros y los fideos. Saltéalos para que queden bien cubiertos y recuperen el calor. Ya están listos para servirse.

*****

Orzo con pollo y tomates deshidratados

El orzo es una pasta típica italiana muy parecida a los granos de arroz, pero más grandes. Este plato es una combinación de tomates deshidratados y queso romano que forman un plato lleno de sabores. Si no consigues orzo, puedes suplantarlo con arroz o lentejas.

Ingredientes:

* Un tomate en cubos
* Media taza de tomates deshidratados, picados
* Cuatro pechugas de pollo, deshuesadas, sin piel y cortadas
* Un diente de ajo
* Tres cucharaditas de orégano picado
* Una cucharada de vinagre de vino tinto
* Ocho onzas (aprox. 250 gramos) de orzo
* Una cucharada y dos cucharaditas de aceite de oliva extra virgen, separadas
* Una taza de agua
* Media taza de queso romano rallado finamente
* Un cuarto de cucharadita de sal
* Un paquete de corazones de alcachofas
* Un cuarto de taza de pimienta molida

Preparación:

En una olla con agua hirviendo cocina el orzo hasta que esté suave. Por lo general tarda alrededor de diez minutos. Escurre y enjuaga el orzo. En una licuadora pon un cuarto de taza de los tomates deshidratados, el tomate, la taza de agua, el ajo, el vinagre, las dos cucharadas de orégano y el aceite. Licúa hasta que quede bastante homogéneo, solamente con unos cuantos trozos.

Sazona ambos lados de la pechuga con sal y pimienta. Calienta el resto del aceite en un sartén grande a temperatura media. Agrega el pollo y sube la temperatura. Cocínalo hasta que esté dorado por fuera y cocinado por dentro, más o menos entre tres a cinco minutos por cada lado. Ponlo en un plato y tápalo con papel de aluminio para mantenerlo caliente.

En un sartén vierte la salsa de tomate y caliéntala hasta que hierva. Vierte media taza en un recipiente pequeño. Agrega en la sartén la taza restante de tomates deshidratados, el orzo, los corazones de alcachofas y seis cucharadas de queso. Mezcla para que todo absorba el calor, aproximadamente uno o dos minutos. Divide la mezcla en cuatro platos. Rebana el pollo. Coloca el pollo encima de la salsa junto con dos cucharadas de la salsa que habías separado y rocíalo con un poco de orégano y queso.

Pescado rostizado con bananos y naranjas

Un platillo de pescado con sabor a frutas.

Ingredientes:

* Una libra de halibut o cualquier pescado de carne blanca
* Un cuarto de cucharadita de sal kosher
* Media cucharadita de culantro molido
* Dos naranjas peladas, en gajos y picadas
* Dos bananos maduros en cubos
* Media cucharadita de ralladura de cáscara de naranja
* Un cuarto de taza de culantro fresco, picado
* Media cucharada de culantro molido
* Dos cucharadas de jugo de limón
* Un cuarto de taza de sal kosher

Preparación:

Precalienta el horno a 450°F (230°C). Rocía una bandeja para hornear con spray para cocinar o aceite vegetal. Corta el pescado en cuatro porciones. En un recipiente pequeño mezcla la sal y el culantro antes de untar ambos lados del pescado en forma pareja. Coloca el pescado en la bandeja. Métela en el horno y hornea hasta que el pescado esté listo, aproximadamente diez minutos dependiendo del tamaño del pescado. Mientras el pescado se esté cocinando, mezcla en un tazón la ralladura de naranja, los bananos, el culantro, las naranjas picadas, el jugo de limón, y la sal. Coloca el pescado en un plato cuando esté listo y vierte sobre él la mezcla de frutas.

*****

Pollo relleno de queso gorgonzola y ciruelas

Una receta sencilla de pechuga de pollo con un relleno muy saludable.

Ingredientes:

* Un cuarto de taza de migas de trigo integral
* Un tercio de taza de queso gorgonzola desmenuzado
* Media taza de pasas picadas
* Una cucharadita de tomillo picado
* Media cucharadita de sal
* Media cucharadita de pimienta molida
* Un chalote picado
* Una cucharada y una cucharadita de aceite de oliva extra virgen
* Una taza de consomé de pollo, bajo en sodio
* Media taza de vino tinto
* Cuatro cucharadas de harina para todo propósito

Preparación:

En un tazón pequeño mezcla las migas, media cucharadita de tomillo, el cuarto de taza de ciruelas y el queso gorgonzola. Haz un corte horizontal a lo largo del borde del pollo, casi hasta llegar al otro lado. Rellena las pechugas con más o menos dos cucharadas y media de la mezcla. Usa palillos de dientes para cerrar la abertura. Sazona por fuera la pechuga de pollo con sal y pimienta.

Pon a calentar a temperatura media una sartén antiadherente con una cucharada de aceite. Coloca el pollo y cocínalo hasta que esté dorado, lo que tarda aproximadamente cuatro minutos en cada lado. Pasa el pollo a un plato. Agrega el resto del aceite, los chalotes y la última cucharada de tomillo en el sartén y cocínalos. Un minuto después agrega el vino y la última taza de ciruelas. Disminuye la temperatura hasta un nivel medio y continúa cocinando, raspa bien los trocitos dorados que se pegan en el fondo del sartén. Después de dos minutos el vino se habrá evaporado.

En un tazón vierte el consomé y un poco de harina, bátelos hasta que no queden grumos. Vierte la mezcla en el sartén y continúa cocinándola y batiéndola hasta que se haya espesado, esto tarda aproximadamente dos minutos.

Baja la temperatura y pon de nuevo el pollo con la salsa en el sartén, voltéalo para que quede cubierto con la salsa. Tapa el sartén y cocina el pollo hasta que quede bien cocido. Colócalo en un plato, retírale el palillo de dientes, rebana el pollo y cúbrelo con la salsa.

*****

Tiramisú bebé

Este postre saludable se asegurará de que cumplas con

tus antojos de vez en cuando.

Ingredientes:

* Media cucharadita de extracto de vainilla
* Dos cucharadas de azúcar en polvo
* Media taza de queso ricota descremado
* Cuatro cucharadas de café fuerte
* Un octavo de cucharadita de canela molida
* Doce "dedos de señora" (lady fingers, en otros países conocidos como vainillas)
* Dos cucharadas de chocolate amargo derretido

Preparación:

En un tazón mezcla la vainilla, el queso ricota, la canela y el azúcar. Coloca los seis dedos de señora en un molde de pan. Rocíalas con dos cucharadas de café. Después de eso coloca la mezcla del queso ricota. Haz otra capa con los dedos de señora y rocíalos con el resto del café. Rocíalo con el chocolate caliente. Pon la mezcla en la nevera hasta que el chocolate se haya endurecido, lo que tardará aproximadamente treinta minutos.

*****

Omelet de vegetales con especias

Un platillo lleno de Omega-3 que no ensucia muchos platos.

Ingredientes:

* Una cucharada de linaza amarilla
* Dos cucharadas de leche
* Dos huevos grandes y tres huevos medianos (desecha la yema del tercer huevo)
* Media cucharadita de cúrcuma molida
* Una cucharadita de hierbas mixtas secas
* Media cucharadita de comino molido
* Una bola de espinaca congelada
* Un puñado de guisantes congelados
* Una taza mediana de hongos
* Dos cucharadas de queso rallado
* Sal y pimienta

Preparación:

Coloca la linaza en un molinillo para café y muele las semillas. En un tazón bate un huevo mientras le agregas la linaza, continúa batiendo hasta que estén bien mezclados. Pon a calentar un poco de aceite en un sartén antiadherente. Vierte un poco de la mezcla y espera treinta segundos antes de batir de nuevo la mezcla. Agrega la espinaca congelada. No dejes que se peguen los bordes del omelet al sartén. Agrega los guisantes congelados y los hongos rebanados en el mismo lado que pusiste las espinacas en el omelet. Cuando el omelet esté casi listo esparce queso sobre los hongos y dobla el lado vacío del omelet sobre el queso. Déjalo cocinar por un minuto más antes de servirlo.

Conclusión

No quiero terminar sin antes recordarte lo siguiente: No pongas en peligro tu salud por perder kilos; si estás delgada pero enferma nunca podrás disfrutar de tu figura.

Para lograr un peso saludable y luego mantenerlo es imprescindible aprender a comer. Aprender a comer es un proceso para el cual necesitas ayuda. La mejor solución es cambiar tus hábitos alimenticios y para ello necesitas asistencia.

La intención de las dietas es lograr un cambio de hábito en tu conducta alimentaria que te permita adelgazar y ya no volver a engordar.

Tu dieta debe ser personalizada, variada, con la mayor

cantidad de alimentos posibles, equilibrada, aportándote las calorías necesarias de acuerdo a tu peso, talla, edad, sexo y actividad física.

Disfruta la comida con una dieta que te brinde alimentos en cantidad, variación, sabor, y presentación a tu agrado.

Disfruta de un cuerpo saludable; para ello realiza una dieta equilibrada y busca ayuda en un profesional médico.

Libro Gratis

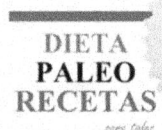 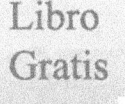

Dieta Paleo:
Recetas
Para Todos

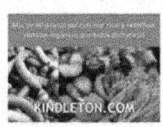

Más de 50 recetas
para cocinar ricas y nutritivas
comidas orgánicas que todos disfrutarán

Seguramente necesitará muchas más recetas para que tu dieta no se torne monótona y aburrida. Con la compra de este libro también llevas el libro de las Recetas Paleo: Más de 50 recetas recomendadas por un médico especialista en nutrición familiar en formato de Libro Electrónico.

Descárgalo desde Kindleton.com - Puedes ingresar al sitio y buscar Recetas Paleo o escribir este link en tu navegador:

kindleton.com/cocina/dieta-paleo-recetas-para-todos.html

Estimado Lector

Nos interesan mucho tus comentarios y opiniones sobre esta obra. Por favor ayúdanos comentando sobre este libro. Puedes hacerlo dejando una reseña en la tienda donde lo has adquirido.

Puedes también escribirnos por correo electrónico a la dirección info@editorialimagen.com

Si deseas más libros como éste puedes visitar el sitio de **Editorialimagen.com** para ver los nuevos títulos disponibles y aprovechar los descuentos y precios especiales que publicamos cada semana.

Allí mismo puedes contactarnos directamente si tiene dudas, preguntas o cualquier sugerencia. ¡Esperamos saber de ti!

Más libros de interés

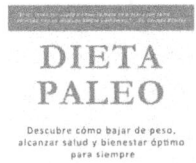

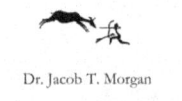

Dieta Paleo - Descubre cómo bajar de peso, alcanzar salud y bienestar óptimo para siempre

Editorial Imagen se complace en presentar este libro sobre la tan famosa y renombrada Dieta Paleolítica. El mismo no pretende ser otro libro más que presente la teoría de la dieta, sino al contrario, pretende ayudar al lector a experimentar por sí mismo los grandes beneficios de la misma.

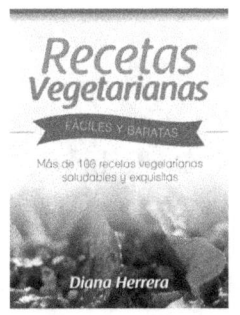

Recetas Vegetarianas Fáciles y Baratas - Más de 100 recetas vegetarianas saludables y exquisitas

Este recetario incluye más de 100 recetas para toda ocasión, y contiene una serie de platos sin carnes ni pescados, con una variedad de recetas de Verduras, Huevos, Queso, Arroz, Ensaladas, Aderezos, Mayonesas, Salsas, Pickles, Chutneys, Sándwiches y Aperitivos.

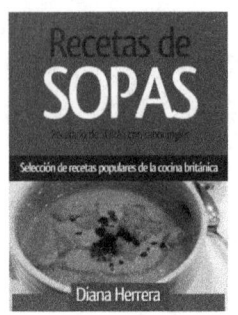

Recetario de SOPAS con sabor inglés - Selección de recetas populares de la cocina británica

Por diversas razones, la sopa es un plato ideal dentro de la dieta de una familia. Es un plato saturado de proteínas y nutrientes, es muy fácil de elaborar y además, apetece a cualquier hora del día.

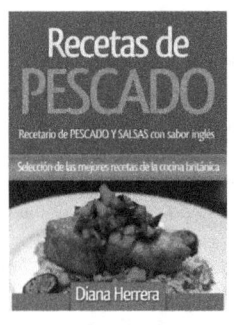

Recetario de PESCADO Y SALSAS con sabor inglés - Selección de las mejores recetas de la cocina británica

El pescado es fuente de ricos nutrientes y esencial en la alimentación para un cuerpo saludable.

En la dieta inglesa es muy importante el pescado, y en este libro te ofrecemos algunas recetas populares y a la vez muy fáciles, de la cocina británica. En este libro de recetas se presentan diferentes maneras de cocinar el pescado, como así también tartas de pescado y salsas para acompañar el pescado.

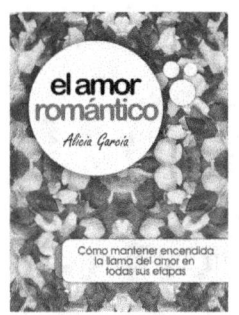

El amor romántico - Cómo Mantener Encendida la Llama del Amor en Todas sus Etapas.

¿Qué podemos hacer para mantener vivo el romance? Con tantos matrimonios que terminan en divorcio, ¿cómo logramos ser diferentes? ¿Cómo tenemos una relación satisfactoria que dure toda la vida? La autora responde éstas y otras preguntas a fin de edificar una base firme para un amor que soporte la prueba del tiempo.

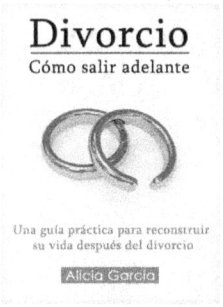

Divorcio: Cómo salir adelante - Una guía práctica para reconstruir su vida después del divorcio

En este libro encontrarás información valiosa sobre cómo mejorar tu vida después del divorcio.

No hay duda sobre el hecho de que el divorcio puede ser muy difícil, pero uno de los aspectos más difíciles es la reconstrucción de tu vida luego de este hecho.

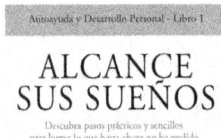
Alcance Sus Sueños - Descubra pasos prácticos y sencillos para lograr lo que hasta ahora no ha podido

Este libro ha sido escrito con el propósito de ayudarle a alcanzar aquellas metas que todavía no ha logrado y animarle a seguir luchando por aquellos sueños que está persiguiendo.

He dividido esta obra en 6 capítulos pensando cuidadosamente en todas las áreas involucradas en el proceso de alcanzar nuestras metas y lograr nuestros sueños.

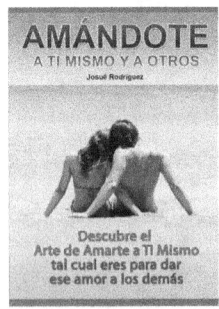
Amándote a Ti Mismo y a Otros - Descubre al arte de amarte a ti mismo tal cual eres para dar ese amor a los demás

Cuando te quieres a ti mismo, tu vitalidad emocional vibra de una manera más "limpia" y a una frecuencia más alta.

Y a medida que te quieres más a ti mismo, empezarás a ser capaz de compartir ese amor con los demás también.

www.ingramcontent.com/pod-product-compliance
Lightning Source LLC
LaVergne TN
LVHW011720060526
838200LV00051B/2972